Mina Bhandari

A experiência de vida num lar de idosos na perspetiva dos residentes:

Mina Bhandari

A experiência de vida num lar de idosos na perspetiva dos residentes:

Um estudo qualitativo em Kathmandu, Nepal

ScienciaScripts

Cover image: Disponibilizado pelo autor

This book is a translation from the original published under ISBN 978-620-2-31971-3.

Publisher:
Sciencia Scripts
is a trademark of
Dodo Books Indian Ocean Ltd. and OmniScriptum S.R.L publishing group

120 High Road, East Finchley, London, N2 9ED, United Kingdom
Str. Armeneasca 28/1, office 1, Chisinau MD-2012, Republic of Moldova, Europe
Printed at: see last page
ISBN: 978-620-7-91154-7

AVISO DE RECEPÇÃO

Muitas pessoas ajudaram-me de várias formas, direta ou indiretamente, durante o meu período de investigação. De facto, não teria sido possível concluir a minha investigação sem o seu apoio e assistência extraordinários. Gostaria de agradecer a todas as pessoas que fizeram um esforço irrepreensível para me ajudar a realizar o meu trabalho de investigação.

Em primeiro lugar, gostaria de expressar a minha sincera gratidão e agradecimento à Universidade de Stavanger, na Noruega, por me ter dado a oportunidade de realizar o meu Mestrado em Ciências da Saúde com uma especialização em envelhecimento e demência, e de realizar este estudo. Ao mesmo tempo, gostaria de expressar a minha sincera gratidão ao Chefe de Departamento, Kari Vevatne, por me ter permitido realizar este estudo de tese no Nepal e por me ter permitido alargar a data de entrega da tese.

Gostaria também de expressar a minha profunda gratidão aos participantes no estudo, os residentes dos lares de idosos que me receberam e partilharam abertamente as suas histórias e as suas vidas. Gostaria também de agradecer à direção e ao pessoal dos dois lares de idosos pela sua cooperação e contribuição.

Da mesma forma, gostaria de expressar a minha profunda gratidão à minha brilhante e sensível orientadora de tese, Cecilie Haraldseid, pela sua orientação contínua, comentários construtivos, sugestões interessantes e por me ter dado a direção certa ao longo do meu estudo de investigação. O seu apoio impecável, o seu encorajamento e a sua supervisão durante todo o período de estudo da tese como orientadora foram inevitáveis.

Do mesmo modo, a minha profunda e cordial gratidão vai para a nossa coordenadora do curso e para a coordenadora da minha tese, a Professora Associada Anne Norheim, que me deu um incentivo constante, conselhos de especialistas, apoio e cooperação que me ajudaram a manter os meus esforços ao longo do meu estudo de mestrado e também deste estudo de tese.

Estou também muito grato à nossa coordenadora de turma, a Professora Associada Helene Hansen, pelo seu apoio inspirador e ajuda inestimável.

Os meus agradecimentos especiais vão para o Dr. Leif Froyland, que sempre me encorajou, apoiou e ajudou sempre que precisei.

Estou também extremamente grato ao Departamento de Estudos de Saúde pelo seu apoio e aconselhamento. Gostaria também de agradecer a todos os funcionários da biblioteca da UIS que me ajudaram nas minhas pesquisas bibliográficas.

A realização desta tese teria sido impossível sem o apoio da minha família. Estou muito grata ao meu querido marido, Sr. Rajib Thapa, que nunca deixou de acreditar em mim, de me encorajar, de me apoiar e de me ajudar sempre que necessário. Os meus agradecimentos vão também para toda a minha família e amigos que me apoiaram, me ouviram e partilharam momentos de alegria, felicidade e tristeza.

Por último, ficarei eternamente grata ao meu maravilhoso filho de quatro anos, Alaric Thapa, és simplesmente o mais belo. És a minha inspiração e encorajas-me a seguir o meu sonho.

RESUMO

Muito se tem investigado sobre as preocupações dos idosos. No entanto, nenhum estudo recente se debruçou sobre as experiências dos residentes em lares de idosos (ECH/BRIDDHASHRAM) em Katmandu, uma vez que a longevidade e o conceito de viver em ECH são fenómenos relativamente novos no Nepal. O objetivo do presente estudo é, por conseguinte, examinar as experiências dos residentes nos lares de idosos a partir da sua perspetiva.

Foi escolhido para o estudo um método de investigação qualitativa com uma abordagem fenomenológica e hermenêutica. Foram utilizadas entrevistas de investigação qualitativa com um guia de entrevista semi-estruturado para obter dados empíricos ricos. Foram seleccionados para o estudo seis participantes-chave de dois albergues em Katmandu. Para analisar os dados, foram utilizados os três níveis de interpretação de Kvale (1996), nomeadamente a auto-compreensão, a compreensão crítica do senso comum e a interpretação teórica. O estudo identificou um tema principal, 'a experiência de florescimento nos albergues', e cinco subtemas: (i) estabelecer e fomentar relações sociais, (ii) participar em actividades diárias significativas, (iii) viver uma vida feliz e melhor, (iv) sentir-se valorizado e respeitado, e (v) ser positivo e otimista em relação à vida no albergue. Estes resultados mostram que os residentes têm uma experiência positiva da sua vida em ambos os lares. Estes resultados podem ajudar os residentes a melhorar as suas opiniões e condições de vida nos lares.

ÍNDICE

CAPÍTULO I

INTRODUÇÃO

1.1 Abordagem

A presente dissertação foi elaborada em cumprimento parcial dos requisitos para a obtenção do grau de Mestre em Ciências Sociais e da Saúde na Universidade de Stavanger, Noruega, 2014. O estudo foi realizado em duas EMS (uma pública e uma privada) localizadas em Kathmandu, Nepal. Participaram no estudo seis pessoas idosas.

1.2 Contexto

Os idosos são o segmento da população mundial que regista o crescimento mais rápido. No Nepal, a emergência deste grupo é notável devido a um aumento significativo da esperança de vida e a um declínio acentuado da taxa de fertilidade (Pun & Pandey, 2009). O último censo do Nepal revelou que a população idosa aumentou de 6,5% em 2001 para 9,2% em 2011, e que a população total do país aumentou 15%, de 23 milhões em 2001 para 28 milhões (CBS, 2011). Embora os factores relacionados com o envelhecimento sejam considerados uma prioridade mundial, faltam informações precisas e a investigação nesta área é ainda incipiente no Nepal (Pun & Pandey, 2009). A população idosa do Nepal está a crescer rapidamente, tanto em números absolutos como em proporção da população total (Subedi, 2004). Ao mesmo tempo, as normas e os valores familiares tradicionais de apoio aos idosos estão a ser corroídos (Chalise, 2006).

As pessoas mais velhas são amplamente aceites como activos numa sociedade. Tradicionalmente, eram muito respeitadas no Nepal, e as famílias em que mais de três gerações viviam juntas num agregado familiar eram dominantes (GCN, 2010). No entanto, devido à mudança de estilos de vida, à ocidentalização e à urbanização, os tipos e as dimensões das famílias alteraram-se, prevalecendo atualmente a família nuclear (Chalise, 2006). Como resultado desta mudança na estrutura familiar e das atitudes das gerações mais jovens, os idosos são frequentemente negligenciados e deixados sozinhos, tornando-os mais vulneráveis e as suas vidas mais difíceis (Upadhya, 2004).

Nas zonas urbanas, em particular, a coesão familiar está a diminuir devido ao fosso geracional entre pais e filhos (Ghimire, 2007). Este facto levanta a questão de saber se é a família ou outra instituição, como os lares de idosos, que deve cuidar dos idosos na nossa sociedade (Acharya, 2007).

As recentes tendências de migração dos jovens das zonas rurais para os centros urbanos estrangeiros e nacionais coincidiram com um aumento dos problemas emocionais dos idosos no país (Pun e Pandey, 2009). Por esta e outras razões, cada vez mais pessoas idosas têm dificuldade em permanecer nas suas próprias casas e, por conseguinte, têm de viver em lares de idosos (Chitrakar, 2011). Muitas das pessoas que vivem em lares de idosos (OAH)/ECH são pessoas idosas que não têm outros cuidados e são consideradas um fardo para a sociedade (Acharya, 2006). Embora as organizações governamentais e não governamentais (ONG) e os indivíduos estejam a tentar resolver este problema, muitos idosos não recebem os cuidados, o apoio e as necessidades básicas de que necessitam para viver confortavelmente (Acharya, 2007). As pessoas idosas merecem viver com dignidade e ser tratadas de forma justa, livres de exploração e de abusos físicos ou mentais, mas muito poucas instituições governamentais e não governamentais estão a mobilizar-se para cuidar delas (Shrestha & Zarit, 2012).

Apesar dos esforços do governo para apoiar os idosos através da disponibilização de lares de idosos, o conceito de lar de idosos, bem como a informação e os conhecimentos sobre o mesmo, são limitados entre os idosos nepaleses (Chalise, 2006). Existe apenas um lar de idosos gerido pelo Governo em Katmandu, que fornece abrigo, refeições e vestuário aos idosos nepaleses indigentes. Para além disso, existem cerca de 50 centros de dia, 20 lares de idosos e mais de 100 clubes para idosos geridos por diferentes organizações (Khanal, 2010). No total, 1.500 idosos beneficiam das ECH no Nepal (Bridhashram) (GCN, 2010).

O Nepal, uma sociedade de tradição, foi dotado de uma cultura em que os filhos são moralmente obrigados a prestar cuidados e apoio aos seus pais (Tiwari, 2010). Estima-se que mais de 80% das pessoas idosas no Nepal vivem com os seus filhos adultos e são cuidadas por eles; apenas cerca de 15% necessitam de cuidados em lares de idosos (GCN, 2010); o conceito de lares de idosos no Nepal ainda não se desenvolveu significativamente. Aparentemente, os abrigos serão apenas o último recurso para os nepaleses que são negligenciados pelos seus filhos ou que são indigentes ou sem-abrigo (Khanal, 2010). De acordo com Pun e Pandey (2009), a maioria das pessoas idosas no Nepal recusa-se a ficar em abrigos porque acredita que o conceito de viver num abrigo é tabu. Para além disso, muitos têm opiniões muito negativas sobre viver em abrigos.

No contexto típico do Nepal, o surgimento do conceito de CPE e a sua correcta aplicação estão ainda a dar os primeiros passos, uma vez que as pessoas não estão familiarizadas com o conceito, os seus motivos e o seu mecanismo funcional. Por conseguinte, é útil explorar as experiências das pessoas idosas em lares de idosos em Katmandu, no Nepal.

Os resultados do estudo podem fornecer uma visão sobre as experiências e perspectivas dos residentes mais velhos relativamente à vida numa ECH e podem também ajudar a melhorar as suas condições de vida e a promover o seu bem-estar na ECH.

Pode presumir-se que o Nepal acabará por adotar o conceito ocidental de prestação de cuidados aos idosos. Nesse cenário, os resultados do presente estudo poderão servir de plataforma para o planeamento, a organização, a preparação e a execução de CPE sistemáticos e bem organizados no futuro.

1.3 Objetivo

O objetivo deste estudo é analisar as experiências de vida dos residentes em lares de idosos, do seu ponto de vista.

1.4 Questões de investigação

- Como é que os residentes idosos lidam com a transição para um lar de idosos?
- Como é que os residentes idosos vivenciam e percepcionam a sua vida num lar de idosos?

1.5 Perfil do centro de acolhimento de idosos (ECH/Briddhashram)

Foram seleccionados para o estudo dois lares de idosos (um público e um privado) situados em Katmandu. Ambos os lares de idosos oferecem alojamento, apoio e serviços aos idosos, independentemente do seu estatuto, riqueza, casta, religião, género ou etnia. Ambos oferecem serviços a pessoas com 65 anos ou mais que não têm ninguém para cuidar delas ou que foram negligenciadas ou abandonadas pelas suas famílias, que se sentem sós e precisam de companhia. Em ambos os centros residenciais, a maioria dos residentes partilha o seu alojamento com outros residentes. O ECH público é o único centro de cuidados residenciais gerido inteiramente pelo

Governo nepalês; tem uma capacidade total de 230 residentes e os residentes não têm de pagar para aí viver. Os serviços médicos estão disponíveis de manhã à noite, mas apenas os cuidados voluntários prestados por enfermeiros nacionais ou internacionais estavam disponíveis durante a noite.

O ECH privado é um lar de idosos não governamental, de base comunitária, com capacidade para 40 pessoas que pagam para lá viver. Também presta serviços caritativos a pessoas idosas muito pobres que não podem pagar para viver lá e não têm ninguém para cuidar delas. A maioria das instalações de cuidados e as actividades diárias para os residentes são muito melhores aqui do que no ECH público; está também disponível um serviço de enfermagem 24 horas por dia. Os residentes têm a oportunidade de desfrutar de jardinagem, artes e ofícios, o que não acontece no lar de idosos público. A maioria dos residentes não é gravemente doente ou deficiente, ao contrário do que acontece na prisão pública. Uma vida digna, a sensação de ser cuidado e o sentimento de pertença são os princípios subjacentes a ambos os centros de alojamento.

1.6 Definições e conceitos-chave

Definições importantes e conceitos-chave relacionados com as pessoas idosas, a experiência vivida e os lares de idosos são centrais para este estudo e são importantes para a sua fundamentação.

1.6.1 Seniores

Consoante o país, as pessoas são consideradas idosas a partir de uma determinada idade, em função das normas e valores socioculturais vigentes (Upadhya, 2004). Nas sociedades ocidentais, como os Estados Unidos e a Europa, as pessoas são frequentemente consideradas idosas entre os 65 e os 70 anos de idade (Acharya, 2007). No contexto nepalês, as pessoas com mais de 60 anos são geralmente consideradas cidadãos seniores ou idosos (GCN, 2010).

1.6.2 Lar de idosos (FPA)

Os lares de idosos são instituições socioculturais com dimensões económicas, psicológicas e espirituais, onde os residentes idosos podem partilhar os seus momentos de satisfação e tristeza; o seu conforto é assegurado e recebem cuidados e afeto (Pun & Pandey, 2009). Os centros residenciais e de reabilitação foram propostos como centros únicos de cuidados e reabilitação para prestar serviços aos idosos, criando lares para os vulneráveis e necessitados (Tiwari, 2010). Além disso, são locais onde os idosos podem viver com respeito, liberdade e paz de espírito, contribuindo ao mesmo tempo com as suas competências e experiência para melhorar as suas condições de vida.

1.6.3 Experiência na vida real

Os estudos fenomenológicos examinam a experiência humana através das descrições fornecidas pelas pessoas envolvidas; estas são experiências vividas (Ricœur, 1976). Aplicada ao presente estudo, a investigação das experiências dos idosos residentes baseia-se nas suas experiências do mundo, tal como o percepcionam, ou seja, nas suas experiências num SGA.

CAPÍTULO II

ANÁLISE DA LITERATURA

2.1 Investigação anterior

Foram pesquisadas as seguintes bases de dados para obter informações sobre investigações anteriores relativas às experiências de vida dos residentes num SGA e conceitos importantes relevantes para o estudo: BIBSYS Ask, CINAHL, Science Direct e PubMed. Foram também analisadas várias referências importantes de revistas adequadas e artigos individuais. Muitos estudos anteriores investigaram as experiências dos residentes em lares de idosos noutros países; a maior parte deles centrou-se em experiências negativas. Os resultados interessantes de alguns estudos anteriores são descritos a seguir.

Um estudo descritivo irlandês realizado por Galvin e Deroiste (2005) concluiu que as pessoas idosas em instituições de cuidados residenciais sofriam de perda de contacto com o mundo exterior, ociosidade forçada, solidão, autoridade do pessoal, perda de contactos pessoais, amigos, bens familiares, independência e privilégios, bem como maus tratos físicos e psicológicos.

Nay (1995) constatou que os residentes viam os lares de idosos como lugares sem futuro, com experiências dolorosas e uma dependência crescente. Além disso, verificou que os residentes não tinham poder de decisão e controlo, que as suas escolhas eram limitadas e que tinham pouco poder sobre as suas condições de vida.

Num estudo etnográfico, Fiveash (1998) descobriu que, para alguns residentes, a vida num lar de idosos era aceitável, enquanto para outros era simultaneamente restritiva e desumanizante.

Os aspectos negativos da vida em lares de idosos são frequentemente salientados; no entanto, os aspectos positivos, incluindo a melhoria da autoestima, a moral, um ambiente semelhante ao de um lar, o sentimento de estar ligado aos outros, uma vida quotidiana com significado e um melhor funcionamento físico, foram referidos numa revisão sistemática efectuada por Bradshaw (2012).

CAPÍTULO III

QUADRO TEÓRICO

De acordo com Patton (1990), o quadro teórico é o espetáculo que montamos quando lemos os nossos dados para identificar padrões. O quadro teórico inclui modelos, teorias, definições e tradições de investigação utilizados para compreender o significado e estruturar os resultados (Patton, 1990).

O principal objetivo deste estudo foi explorar a compreensão e as experiências vividas pelos idosos nepaleses residentes no ECH de Katmandu através de narrativas expressas pelas suas próprias palavras. Para beneficiar da compreensão e das experiências partilhadas pelos informadores, é importante situar os dados numa perspetiva teórica mais ampla. Embora existam poucos estudos anteriores sobre esta questão, foram escolhidas para este estudo duas teorias - uma teoria do florescimento em instituições de cuidados prolongados de Bergland e Kirkevold (2006) e uma teoria do florescimento ao longo da vida de Haight, Barba, Courts e Tesh (2002) - para abordar o conceito da experiência de florescimento dos residentes no lar de idosos. Estas teorias serão também utilizadas para ilustrar o contexto da área de investigação deste estudo.

3.1 Uma teoria do florescimento em instituições de cuidados prolongados

Bergland e Kirkevold (2006) desenvolveram uma teoria do florescimento nos cuidados de longa duração a partir de um estudo qualitativo baseado numa abordagem fenomenológica do florescimento tal como descrito por residentes de lares de idosos. Bergland e Kirkevold (2006) descrevem o florescimento como um estado emocional e um processo de crescimento e desenvolvimento, envolvendo sete dimensões - duas dimensões nucleares e cinco dimensões adicionais, o que significa que as cinco dimensões adicionais não contribuem para o florescimento se as dimensões nucleares não estiverem presentes. Os dois aspectos centrais são as atitudes mentais dos residentes em relação à vida no lar de idosos e a qualidade dos cuidados e dos prestadores de cuidados. Identificaram também cinco outros aspectos da realização, nomeadamente uma relação positiva com outros residentes, a participação em actividades interessantes, oportunidades de sair, relações com a família e as qualidades do ambiente físico. Estes resultados sugerem uma hierarquia de aspectos do florescimento a que os prestadores de cuidados devem prestar atenção a fim de apoiar os esforços dos residentes para se adaptarem e florescerem no lar de idosos.

Bergland e Kirkevold (2006) constataram que o fator mais importante para prever a realização num lar de idosos era a atitude mental dos residentes em relação à vida no lar, que inclui três atitudes mentais diferentes. A primeira é uma atitude de determinação de não florescer no lar, expressando um desejo de não florescer e expressando um forte desejo de deixar o lar, o segundo aspeto é uma "atitude de ambivalência", que reflecte um tipo de florescimento ou um grau de florescimento, mas ao mesmo tempo os residentes sentem-se ambivalentes sobre a sua estadia no lar e no lar, o terceiro aspeto da atitude mental é "uma atitude de determinação para prosperar no lar", o que implica que os residentes tomaram uma decisão deliberada de que o lar é o melhor lugar para passarem o resto das suas vidas devido à deterioração do seu estado de saúde e à redução do seu nível de funcionamento.

Por outro lado, a qualidade dos cuidados e dos prestadores de cuidados também é vista como essencial para o florescimento, uma vez que os cuidados inadequados, incluindo experiências negativas com os prestadores de cuidados, podem dificultar os esforços dos residentes para florescer. Ao mesmo tempo, receber cuidados adequados e compassivos de prestadores de cuidados compreensivos, gentis e simpáticos encoraja os residentes a prosperar. A competência e a atitude carinhosa dos prestadores de cuidados podem também contribuir para experiências positivas nos lares e aumentar a autoestima dos residentes. O sentimento de segurança dos residentes, combinado com a continuidade do pessoal, pode também conduzir a boas relações e à confiança, assegurando um sentimento de ligação.

Os cinco aspectos adicionais da realização identificados por Bergland e Kirkevold (2006) também podem contribuir para a realização dos residentes, mas o facto é que estes aspectos por si só não podem contribuir para a realização se os aspectos fundamentais da realização não estiverem já presentes. As relações positivas com outros residentes contribuem para a realização nos lares de idosos. Estas relações contribuem para a realização ao proporcionarem apoio social e oportunidades de troca mútua de pensamentos, experiências e bens (por exemplo, fruta, doces ou outras prendas de familiares). Estas relações podem também contribuir para a amizade, o sentimento de pertença e a sensação de ser importante para os outros. O aspeto seguinte, "participação em actividades significativas", indica que os residentes do lar consideram que certas actividades são agradáveis e significativas para eles, o que também pode contribuir para a experiência de realização. Estas actividades quotidianas significativas dão aos residentes uma maior sensação de controlo, evitando o desamparo e sublinhando também a importância do lar como um lar. O terceiro aspeto da realização, "oportunidades para sair e passear", contribui para a experiência de realização de alguns residentes. De acordo com Bergland e Kirkevold (2006), sair do lar por períodos de tempo variáveis para visitar a família, participar em visitas organizadas, ir à igreja ou fazer turismo são todos aspectos considerados valiosos para promover a realização dos residentes no lar. Ao mesmo tempo, a "relação com a família" também contribui para o sentimento de realização. As visitas regulares da família são muito apreciadas e valorizadas pelos residentes. O último aspeto adicional da realização é a "qualidade do ambiente físico". Ter um quarto e uma casa de banho espaçosos, espaço de arrumação suficiente e um ambiente atraente, luminoso, limpo e arrumado facilita a capacidade dos residentes de exercerem controlo sobre o seu ambiente. Reforça igualmente o seu sentimento de estar em casa e encoraja-os a prosperar apesar da sua situação vulnerável.

3.2 Uma teoria da realização ao longo da vida

Haight et al (2002) desenvolveram uma visão do florescimento baseada na interação, que realça a interação entre a pessoa e o seu ambiente. Esta teoria parece particularmente relevante para os residentes frágeis dos lares de idosos, devido à sua dependência dos recursos do seu ambiente para alcançar a melhor qualidade de vida possível. Esta teoria baseia-se no conceito de "Failure to Thrive" (FTT). Haight e colegas propuseram que o FTT e o florescimento são os extremos de um continuum e continuaram a descrever o florescimento como "viver a vida em pleno". De acordo com esta teoria, uma pessoa realizada 'vive a vida em pleno' porque a vida tem uma duração - um início e um fim. Ao longo deste continuum, os indivíduos crescem e desenvolvem-se a ritmos diferentes e de formas diferentes, dependendo das interacções com o seu ambiente e do desenvolvimento contínuo da sua personalidade.

Haight e colegas encaram o florescimento numa perspetiva holística ao longo da vida que tem em conta o impacto do ambiente à medida que as pessoas envelhecem. Defendem que o florescimento é alcançado quando existe harmonia entre uma pessoa, o ambiente físico e as relações da pessoa. Os elementos do ambiente humano são os vários seres humanos que entram e saem do ambiente da pessoa e afectam as diferentes fases da sua vida. Estes elementos podem manipular o ambiente e a pessoa para contribuir para um crescimento ótimo, ou interferir com o ambiente para impedir a realização e o crescimento.

De acordo com Haight et al (2002), a interação entre as pessoas e o seu ambiente continua a moldar a humanidade das pessoas ao longo das suas vidas, independentemente da sua idade. Quando o ser humano é um idoso frágil com múltiplas incapacidades funcionais que vive num lar de idosos, o ambiente humano é constituído por prestadores de cuidados, familiares e amigos, e outros residentes. Estas interacções podem ser positivas ou negativas, contribuindo ou dificultando o crescimento e o desenvolvimento dos residentes. Os prestadores de cuidados podem prestar cuidados compassivos, a família e os amigos podem visitar frequentemente e dar apoio, e os outros residentes podem ser prestáveis e simpáticos. Por outro lado, o ambiente humano pode ser frio, indiferente e isolante.

O continuum do florescimento não tem em conta o ambiente não humano, pelo que Haight et al (2002) voltaram a desenvolver um modelo concetual de florescimento que propõe que o mundo em que vivemos é o ambiente não humano com todas as suas influências circundantes, incluindo factores económicos, psicológicos e sociais. Afirmaram também que os factores genéticos pessoais se combinam com as influências ambientais para preparar o terreno para o florescimento ou FTT. Do mesmo modo, o estatuto económico influencia a capacidade de uma pessoa ser saudável, instruída e bem sucedida.

Este modelo concetual de florescimento também propõe que o florescimento é alcançado quando a pessoa, o ambiente humano e o ambiente não humano estão alinhados, ou seja, quando estão mutuamente comprometidos, apoiados e harmoniosos. O fracasso do florescimento ocorre quando há desarmonia entre a pessoa, o ambiente humano e o ambiente não humano - uma falta de compromisso e apoio mútuos, levando à desarmonia. Assim, com todos estes elementos essenciais como pano de fundo, podemos também utilizar esta teoria para ajudar a alcançar a harmonia dos residentes em lares de idosos, identificando os factores que podem impedir a realização. A aplicação desta teoria permitirá igualmente prever a utilidade do florescimento como quadro orientador da investigação sobre os idosos.

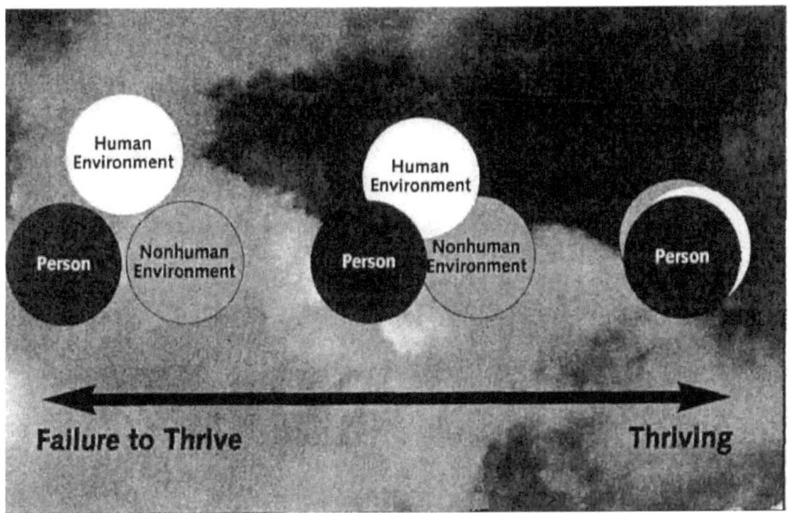

Figura 1. O modelo de prosperidade

CAPÍTULO IV

CONSIDERAÇÕES METODOLÓGICAS

4.1 Escolha do método

Escolhi um método de investigação qualitativa com uma abordagem fenomenológica e hermenêutica para explorar o fenómeno da experiência vivida pelos idosos residentes num lar de idosos (ECH) em Katmandu. Os métodos qualitativos são estratégias de investigação para descrever, explorar e analisar as características ou qualidades dos fenómenos em estudo (Polit & Beck, 2004). A análise de dados qualitativos é adequada quando pouco se sabe sobre os fenómenos subjectivos em estudo (Malterud, 2011). Devido ao objetivo e à natureza deste estudo, optou-se por um método qualitativo com uma abordagem fenomenológica e hermenêutica.

4.2 Abordagem fenomenológica e hermenêutica

Existem muitas formas de investigação fenomenológica, mas muitas derivam do trabalho filosófico de Husserl sobre os modos de consciência (epistemologia) e da tradição hermenêutica de Heidegger sobre os modos de ser (ontologia) (Kafle, 2011). Estas abordagens diferem umas das outras no grau de interpretação aceitável, mas ambas representam estratégias para mergulhar nos dados, refletir sobre eles e produzir uma descrição rica que esclarecerá o leitor sobre as estruturas profundas e essenciais subjacentes a uma determinada experiência humana (Kafle, 2011).

A fenomenologia é o estudo da experiência vivida, a fim de desenvolver uma melhor compreensão dos muitos significados de fenómenos particulares através da descrição, reflexão e consciencialização (Ryan, 2011).

A fenomenologia descreve um interesse particular em compreender os fenómenos sociais do ponto de vista do indivíduo (Kvale, 1996). Trata-se de um método para compreender a forma como o mundo é vivido pelos sujeitos, baseado no princípio de que "a realidade importante é aquela que as pessoas percepcionam" (Kvale & Brinkmann, 2009).

Uma estratégia epistemológica fundamental na fenomenologia é o conceito de "bracketing" fenomenológico, segundo o qual os investigadores devem colocar entre parêntesis os seus conhecimentos prévios a fim de alcançar a essência do fenómeno e obter descrições ricas e variadas dos fenómenos em estudo. Este conceito foi proposto pela primeira vez por Husserl (Lindseth & Norber, 2004).

A hermenêutica centra-se no significado subjacente ao que as pessoas dizem e fazem (Kafle, 2011). É o estudo da interpretação de textos (Kvale, 1996). O principal objetivo da interpretação é obter uma compreensão válida e partilhada do significado do texto (Kvale, 1996). O círculo hermenêutico fornece uma ferramenta para descrever o processo contínuo de interpretação à medida que o texto progride (Newman, 2010).

Heidegger, Gadamer e Ricoeur são os principais representantes do movimento da fenomenologia hermenêutica, que se afasta do conceito husserliano de que a fenomenologia é "entre parêntesis" (Lindseth e Norberg, 2004). Uma abordagem hermenêutica enfatiza a pré-compreensão do investigador (Newman, 2010). Para adquirir e ver o conhecimento, é importante estar consciente das próprias percepções. Para este estudo, foi escolhida uma abordagem hermenêutica para iluminar e interpretar o significado da experiência dos residentes na ECH. Este método centra-se no significado da linguagem humana como um meio de adquirir novos conhecimentos e alcançar uma compreensão mais profunda da experiência humana.

A vida num SGA não pode ser melhor compreendida apenas através da análise das condições de vida, da densidade do pessoal ou dos cuidados oferecidos no lar, mas também com base nas experiências dos idosos que nele vivem. A abordagem fenomenológica e hermenêutica é, por conseguinte, muito útil para iluminar o significado da experiência de vida dos idosos que vivem num lar de idosos através da interpretação dos seus relatos pessoais. A combinação das abordagens fenomenológica e hermenêutica foi escolhida para este estudo porque estes dois métodos andam de mãos dadas no sentido em que, na fenomenologia, o investigador tenta compreender as experiências expressas nos textos das entrevistas, que devem depois ser interpretadas, e o método é hermenêutico no sentido em que inclui movimentos dialécticos entre a compreensão e a explicação através da reflexão sobre a literatura.

4.3 Pré-compreensão

O senso comum, a pré-compreensão, os pressupostos e o conhecimento existente de um investigador podem influenciar fortemente as suas interpretações, mesmo antes de se aperceberem da natureza pura do fenómeno, se não tiverem tornado estas condições claras (Chan e Fung, 2013). Por conseguinte, a necessidade de explorar e identificar a nossa pré-compreensão parece ser um passo necessário para compreender e processar a nossa investigação (Ryan, 2011).

Van Manen (1997) sugere que é necessário que o investigador reconheça a sua experiência, conhecimentos e crenças anteriores e a forma como estes os podem influenciar em todas as fases da recolha, análise e interpretação dos dados. Por outras palavras, a interpretação das palavras dos participantes é uma função dos antecedentes, da formação e das crenças do investigador em causa (Van Manen, 1997). Heidegger (1927/1962) afirmou ainda que nada pode ser encontrado sem referência a uma compreensão dos antecedentes de uma pessoa.

Este estudo baseia-se na abordagem fenomenológica e hermenêutica, em que Husserl, o fundador da fenomenologia, insiste na necessidade de "bracketing" fenomenológico, ou seja, de pôr de parte todos os pressupostos na procura de essências fenomenológicas. Por outro lado, Heidegger (1927/1962), fundador da fenomenologia hermenêutica, afirma que o bracketing é impossível, porque a abordagem hermenêutica não nos permite ficar fora da pré-compreensão e da história da experiência vivida. Assim, a linguagem do investigador, a sua compreensão e a sua pré-compreensão previamente estabelecida tornaram-se aspectos importantes deste estudo.

A formulação da questão de investigação é um elemento importante da compreensão prévia (Van Manen, 1990). O investigador desenvolveu as questões de investigação deste estudo com base na sua experiência e conhecimentos pessoais, bem como com base em parte da revisão da literatura, a fim de obter uma melhor compreensão dos fenómenos em estudo (Polkinghorne, 1989). Durante o processo de análise, o diálogo constituiu uma parte importante da compreensão prévia, que lançou luz sobre os fenómenos estudados (Polkinghorne, 1989).

Para este estudo, a minha compreensão prévia foi influenciada por nove anos de experiência profissional como enfermeira em várias enfermarias de diferentes hospitais e como enfermeira comunitária em zonas remotas e montanhosas do Nepal. Durante estes nove anos, trabalhei em diferentes posições e recebi várias responsabilidades, tais como enfermeira do departamento médico e cirúrgico, enfermeira do bloco operatório e directora do bloco operatório. Antes de realizar este estudo, pensava que as pessoas idosas que viviam em lares de idosos no Nepal estariam infelizes e insatisfeitas com a sua estadia, uma vez que o conceito de viver em lares de idosos no Nepal ainda não tinha sido desenvolvido de forma significativa. Mesmo a vida das pessoas que já estavam a viver no ECH poderia ter sido muito difícil, com muitos problemas e sofrimento. Também eu costumava pensar que as pessoas que viviam nos abrigos eram abandonadas pelas suas famílias e filhos, indigentes ou sem-abrigo. Quando cheguei à Noruega e comecei a trabalhar a tempo parcial num lar de idosos norueguês, pude observar a vida quotidiana e as actividades dos residentes e até ter uma ideia das suas opiniões sobre a experiência do lar de idosos, que incluía experiências negativas e positivas. Mas quando se tratava de ECH e da vida dos residentes em ECH nepaleses, eu ainda tinha muito pouco conhecimento sobre o assunto. Foi por isso que me interessei muito pela experiência das pessoas idosas que vivem em abrigos no Nepal. Foi neste contexto que tive a ideia de trabalhar sobre este fenómeno no âmbito do meu projeto de estudo.

4.4 Seleção dos participantes

A seleção dos participantes para a recolha de dados neste estudo foi feita propositadamente para permitir uma compreensão aprofundada do fenómeno da experiência de vida dos residentes no CEH. O objetivo era ter casos ricos em informação capazes de realçar questões de importância fundamental (Polit e Beck, 2004).

Foi recrutado um total de seis participantes (4 mulheres e 2 homens) em dois centros de exames médicos diferentes (um público e um privado) em Katmandu, através de um diretor do centro público e de uma irmã directora de um centro privado, com base em critérios de inclusão e exclusão. Os critérios de inclusão foram os seguintes: residentes com idade igual ou superior a 65 anos, residentes no ECH há seis meses ou mais, física e mentalmente capazes de realizar a entrevista, capazes de dar o seu consentimento informado para participar, dispostos a partilhar as suas experiências, capazes de descrever as suas experiências com os fenómenos e de participar voluntariamente no estudo. Os critérios de exclusão foram os seguintes: idosos residentes na ECH há menos de seis meses ou com idade inferior a 65 anos, residentes com problemas médicos ou mentais graves e residentes com problemas de audição ou de fala. Estes critérios de inclusão e exclusão centraram-se nas características externas e objectivas dos potenciais participantes no estudo. O cumprimento destes critérios gerou dados ricos e relevantes para este estudo.

Os participantes foram seleccionados propositadamente para este estudo, em função da natureza e do objetivo do estudo. Na investigação fenomenológica, é habitual utilizar números reduzidos, uma vez que o objetivo é obter uma compreensão rica de uma experiência vivida específica, em vez de produzir resultados que possam ser generalizados (Polkinghorne, 1989). Van Manen (1997) sugere que uma amostra adequada é importante em todos os tipos de investigação; assim, uma amostra de 10 pessoas ou menos é apropriada para a investigação qualitativa e os dados devem ser recolhidos até não surgir qualquer informação nova.

Os dados demográficos dos participantes são apresentados a seguir.

Quadro 1: Dados demográficos dos participantes

Código do objeto	Idade	Sexo	Estado civil	Número de crianças	Duração da estadia	Tipo de ECH
P1	78	F	Casou cedo, o marido faleceu/o filho ficou viúvo	Não	18 anos de idade	Público
P2	75	F	Individual	Não	13 anos de idade	Público
P3	73	M	Casado (Casou cedo, deixado pela mulher há 50 anos)	Não	9 anos de idade	Público
P4	75	F	Viúva	Uma rapariga	10 anos	Privado
P5	82	M	Homem viúvo	Um filho que morreu há 10 anos	8 anos de idade	Privado
P6	80	F	Viúva	Não	9 anos de idade	Privado

4.5 Recolha de dados

Com as entrevistas de investigação qualitativa, tentamos compreender algo do ponto de vista dos sujeitos e descobrir o significado das suas experiências (Kvale, 1996). As entrevistas permitem que as pessoas transmitam uma situação aos outros do seu próprio ponto de vista e com as suas próprias palavras (Kvale, 1996). O objetivo das entrevistas de investigação qualitativa é recolher descrições da vida e do mundo do entrevistado, com vista a interpretar o significado dos fenómenos descritos (Kvale, 1996).

Existem diferentes formas de realizar entrevistas de investigação, incluindo entrevistas estruturadas, semi-estruturadas e não estruturadas (Polit e Beck, 2004). Para este estudo, optou-se por uma entrevista em profundidade semi-estruturada com um guião de entrevista (Anexo A), a fim de obter uma maior riqueza de dados do que as entrevistas estruturadas, e também para dar aos participantes a liberdade de responder a perguntas e questões, e de relatar as suas experiências sem serem obrigados a respostas específicas (Polit e Beck, 2004). As entrevistas semi-estruturadas também permitem recolher os pontos de vista e as descrições do informador e têm a vantagem de trazer à luz questões ou preocupações que não tinham sido previstas pelo investigador (Camic e Yardley, 2003). As perguntas do guião da entrevista eram abertas e foi adoptada uma abordagem não diretiva para incentivar os participantes a desenvolverem e elaborarem os seus próprios relatos das suas experiências (Kvale, 1996). Estas perguntas gerais abertas, em que o investigador tem liberdade para explorar e elaborar com o entrevistado, foram desenvolvidas com base nos objectivos do estudo e na literatura anterior relevante, bem como na própria experiência do investigador.

As perguntas do guião da entrevista continham uma sequência de temas a tratar, bem como sugestões de perguntas (Kvale, 1996). No entanto, na altura, foi possível modificar a ordem e a forma das perguntas, a fim de seguir as respostas específicas dadas e as histórias contadas pelos sujeitos (Kvale, 1996).

A informação sobre o estudo foi comunicada através de conversas e de documentos escritos. Os próprios participantes determinaram o local e a hora da entrevista. As entrevistas tiveram lugar no quarto do participante, no jardim do lar de idosos ou numa sala de ioga desocupada. Cada informador foi entrevistado uma vez e cada entrevista durou entre 50 e 60 minutos. [ththth]Todos os dados foram recolhidos durante um período de 3 semanas (de 9 a 29 de janeiro de 2014).

Foram feitas as mesmas perguntas a todos os participantes, mas a ordem das perguntas variou consoante o desenrolar da entrevista (Kvale, 2007). As perguntas foram formuladas de forma aberta e foram feitas perguntas adicionais para clarificar determinados pontos (Kvale, 2007). As entrevistas eram interrompidas quando os participantes se emocionavam, ficavam em silêncio ou precisavam de uma pausa (Polit e Beck, 2004). Os pormenores do procedimento de entrevista para este estudo são apresentados no capítulo seguinte sobre entrevistas.

4.6 Considerações éticas

As questões éticas na investigação qualitativa, em particular, decorrem da complexidade da investigação da privacidade e da divulgação das narrativas (Kvale & Brinkmann, 2009). Por conseguinte, as preocupações éticas devem ser tidas em conta em todos os momentos do processo de investigação (Munhall, 2009).

Ao elaborar protocolos de investigação qualitativa, o investigador deve ter sempre em conta as potenciais questões éticas que podem ser antecipadas no estudo, tais como o consentimento informado, a confidencialidade, a produção e análise de dados, a relação entre o investigador e os participantes e a comunicação dos resultados finais (Kvale & Brinkmann, 2009).

As questões éticas foram consideradas ao longo do estudo. [th]Este estudo foi eticamente revisto e aprovado pelos Serviços Noruegueses de Dados de Ciências Sociais (NSD) (ver Anexo C) (ref. n.º 36088/2/KH) em 28 de outubro de 2013. O estudo foi conduzido de acordo com as directrizes do NSD para garantir que cumpria os princípios éticos em vigor (Kvale, 1996). Foram enviadas cartas de correspondência (ver Apêndice D) fornecidas pela Universidade de Stavanger às autoridades dos dois lares de idosos em Katmandu, pedindo autorização para efetuar entrevistas para este estudo. As autoridades dos dois lares concederam igualmente autorização para a realização do estudo antes do início do mesmo.

As considerações éticas levantadas por este estudo diziam respeito à prestação de informações essenciais sobre o estudo, à obtenção do consentimento informado e à manutenção da autonomia, da privacidade e da confidencialidade dos participantes.

O consentimento informado implica também informar o sujeito do estudo sobre o objetivo geral do estudo e as principais características da conceção, bem como sobre os possíveis riscos e benefícios da participação no estudo de investigação (Kvale, 2007). O consentimento informado implica também obter a participação voluntária dos sujeitos e informá-los do seu direito de se retirarem do estudo em qualquer altura e sem consequências (Kvale, 1996).

Todos os participantes no estudo receberam cartas informativas (ver Apêndice B') que detalhavam os objectivos do estudo, a forma como a entrevista seria conduzida, informações sobre confidencialidade e o direito dos participantes de acederem à transcrição e análise das entrevistas, se assim o desejassem. As cartas de informação foram entregues aos participantes pelos directores dos dois lares de idosos.

Todos os participantes tiveram a oportunidade de fazer perguntas sobre o estudo e foram informados de que podiam desistir do estudo em qualquer altura sem consequências negativas (Kvale, 1996). No âmbito do estudo, o investigador esforçou-se por criar um ambiente aberto durante as entrevistas, de modo a que os participantes pudessem exprimir-se livremente e a sua autonomia fosse preservada. Toda a investigação deve ser orientada pelos princípios do respeito pelas pessoas, da beneficência e da justiça

(Munhall, 2009). Num estudo qualitativo, estes princípios são respeitados pelo consentimento informado, o que significa que os participantes exercem os seus direitos enquanto indivíduos autónomos para aceitarem ou recusarem voluntariamente participar no estudo (Kvale, 1996, Munhall, 2009). O consentimento escrito para o estudo foi obtido de cada participante antes do início das actividades de recolha de dados. Foram também fornecidas explicações verbais e declarações informativas a todos os participantes para lhes dar uma compreensão abrangente do estudo.

A manutenção da confidencialidade dos participantes é frequentemente uma preocupação ética importante na investigação interpretativa devido à natureza pessoal da investigação e aos tipos de perguntas feitas aos participantes (Kvale, 2007). Assim, todos os dados empíricos recolhidos permaneceram confidenciais. A confidencialidade foi mantida através da utilização de pseudónimos nos relatórios de investigação e da modificação de pormenores contextuais específicos que poderiam ter revelado a identidade dos participantes (Kvale, 1996). Neste estudo, o anonimato dos dados foi assegurado através da codificação da transcrição por carta de P1 a P6. Todos os nomes mencionados nas entrevistas foram anonimizados. Todos os dados foram guardados num local seguro durante o período de duração do estudo e qualquer material que possa ser identificado pessoalmente será destruído no final do estudo, de acordo com as directrizes dos Serviços Noruegueses de Dados de Ciências Sociais. Uma grande dificuldade enfrentada pelo entrevistador durante as entrevistas foi o facto de, como a maioria dos participantes vivia num quarto e num bloco partilhados, ser um pouco difícil manter a privacidade de um participante quando o seu colega de apartamento entrava subitamente no quarto para levar os seus pertences pessoais. Nessa situação, o entrevistador interrompeu a entrevista até que o colega de apartamento saísse de novo e depois continuou a entrevista, preservando assim a privacidade e o conforto do participante. O entrevistador também preservou a confidencialidade de cada indivíduo quando utilizou as citações na secção de resultados, evitando mencionar quaisquer características de identificação nas citações. Outras considerações éticas que o investigador teve em conta no estudo são também descritas nas secções de entrevista e transcrição do estudo.

4.7 Entrevistas

De acordo com Kvale (2007), as entrevistas qualitativas são uma "tentativa de compreender o mundo do ponto de vista dos sujeitos, de revelar o significado das experiências dos entrevistados, de descobrir o seu mundo vivido antes das explicações científicas". A entrevista é uma arte; não segue as etapas explícitas de métodos regidos por regras, mas baseia-se nas competências práticas e nos juízos pessoais de um investigador competente (Kvale & Brinkmann, 2009). Assim, para a entrevista de investigação qualitativa, o entrevistador é o instrumento e o resultado da entrevista depende dos conhecimentos, das competências, da sensibilidade e da empatia do entrevistador (Kvale, 2007). Foi com esta noção em mente que o investigador iniciou o processo de entrevista para este estudo.

[thth]Todas as entrevistas foram realizadas durante o inverno de 2014, de 9 a 29 de janeiro, em Katmandu. Foram seleccionados para este estudo um total de seis participantes de dois lares de idosos diferentes e o investigador conduziu cada entrevista sozinho.

As entrevistas realizadas no âmbito deste estudo foram de natureza conversacional, com perguntas abertas destinadas a orientar, mas não a dirigir, as respostas dos participantes e a permitir que o entrevistado expressasse livremente os seus valores, crenças, compreensão, experiências e opiniões (Polit e Beck, 2004).

A entrevista é uma arte regida por certos princípios científicos (Basavanthappa, 2009). Devem ser feitos todos os esforços para criar um ambiente propício à confiança, de modo a que os entrevistados se sintam à vontade para falar com o entrevistador (Basavanthappa, 2009). Antes do início de cada entrevista, o entrevistador cumprimentava sempre os entrevistados com um sorriso e dizendo "Namaste Ama, Buba" (que significa "bom dia, mãe respeitosa, pai respeitoso"), e outros comentários como "como está hoje, como está a sua saúde hoje, o tempo está muito bom e quente hoje", etc.

Em seguida, a entrevistadora apresentou-se, explicou o objetivo do estudo e pediu o nome de cada um dos entrevistados. Simultaneamente, a entrevistadora assegurou o anonimato ou a natureza confidencial da entrevista, analisou as opções de desistência do estudo e explicou também a utilidade do participante para o estudo. Foi então perguntado aos entrevistados se concordavam com a utilização de um gravador áudio e, ao mesmo tempo, o entrevistador pediu-lhes que assinassem a carta de consentimento (anexo "B"). Todos os entrevistados aceitaram que as suas entrevistas fossem gravadas em cassete.

Antes de iniciar a entrevista, o entrevistador começou por perguntar a cada entrevistado se tinha alguma pergunta ou comentário a fazer sobre a entrevista. Esta informação inicial não foi registada como parte da entrevista. Depois de estabelecer uma boa relação e uma atmosfera amigável, o entrevistador começou a conduzir a entrevista utilizando um guião de entrevista semi-estruturado com uma sequência de tópicos a serem abordados, bem como algumas sugestões de perguntas. O guião da entrevista com perguntas abertas permitiu ao entrevistador seguir o entrevistado, fazer perguntas de esclarecimento e facilitar a expressão da experiência vivida pelo entrevistado (Kvale, 1996). Estas entrevistas conversacionais permitiram ao investigador entrar no mundo dos idosos residentes e tornaram-se uma excelente fonte de dados (Gubrim e Stein, 2001). Inicialmente, o entrevistador começa por fazer perguntas; estas perguntas de abertura podem dar origem a descrições espontâneas e ricas, nas quais os próprios sujeitos fornecem o que consideram ser as principais dimensões do fenómeno em estudo (Kvale, 1996). A entrevista prossegue depois com perguntas de seguimento, nas quais as respostas dos sujeitos podem ser aprofundadas graças à atitude curiosa, persistente e crítica do entrevistador. Isto pode ser feito através de perguntas directas sobre o que acabou de ser dito (Kvale, 1996). Um aceno de cabeça, um "mm" ou uma simples pausa podem também indicar ao entrevistado que deve continuar a sua descrição (Kvale, 2007).

A capacidade do entrevistador para ouvir as coisas que são importantes para os sujeitos e, ao mesmo tempo, ter em mente a questão de investigação do inquérito é a questão-chave durante uma entrevista (Kvale, 2007). Assim, a cada resposta do entrevistado, o investigador tentou ouvir calmamente e com interesse. A capacidade do entrevistador para ouvir ativamente o que o entrevistado está a dizer pode ser mais importante do que o domínio específico das técnicas de questionamento (Kvale, 2007). Em segundo lugar, o investigador também fez perguntas de sondagem para obter mais esclarecimentos de uma forma educada, mostrando ao mesmo tempo uma preocupação e um interesse genuínos pelas ideias expressas pelos entrevistados e mantendo uma atitude imparcial e objetiva. Estas perguntas encorajaram os inquiridos a desenvolver e clarificar livremente as suas respostas (Polit e Beck, 2004).

Durante a entrevista, o foco das perguntas e a forma como o investigador as coloca podem afetar a forma como os entrevistados contam as suas histórias, o que também pode afetar as oportunidades de obter informações novas e ricas dos entrevistados (Ryan, 2011). Assim, ao longo da entrevista, o entrevistador manteve-se aberto e flexível, permitindo a compreensão do mundo vivido pelos entrevistados a partir da sua própria perspetiva (Dowling, 2005). Durante cada entrevista, o entrevistador também escutou os entrevistados sem preconceitos, permitindo que a descrição das suas experiências se desenrolasse sem ser interrompida pelas perguntas do entrevistador e pelas suposições que estas implicavam (Kvale, 1996). Também lhes permitiu falar livremente, com o entrevistador a fazer perguntas de seguimento entre as perguntas do guião da entrevista, a fim de manter o fluxo da conversa (Kvale, 2007).

Dada a impossibilidade de registar a comunicação não verbal em cassetes áudio, o investigador tomou por vezes notas após as entrevistas sobre o vestuário, a expressão facial, o tom de voz e os gestos, bem como outros elementos que considerou importantes para a análise (Kvale, 1996).

Cada entrevista foi gravada num gravador digital à medida que ia acontecendo. As palavras e o seu tom, as pausas, as emoções, etc., foram registados de forma permanente para poderem ser reproduzidos repetidamente (Kvale, 2007). Para todas as entrevistas, o investigador utilizou um gravador digital, uma vez que este oferece uma elevada qualidade acústica e pode gravar durante muitas horas sem interrupção. A gravação pode depois ser transferida diretamente para um computador, onde pode ser armazenada e ouvida para análise.

Cada entrevista durou entre 50 e 60 minutos. Todas as entrevistas terminaram quando o investigador sentiu que não havia mais informações novas (Van Manen, 1997). Cada entrevista terminou com uma sessão de esclarecimento durante a qual o investigador perguntou ao participante se tinha mais alguma coisa a perguntar antes de terminar a entrevista. Isto deu aos entrevistados uma oportunidade adicional para abordarem quaisquer questões em que possam ter estado a pensar ou com que se tenham preocupado durante a entrevista (Kvale, 1996). No final da entrevista, o entrevistador agradeceu a todos os entrevistados, com um sorriso caloroso e simpático, o tempo precioso que lhes foi dispensado e a informação que partilharam.

4.8 **Transcrição**

A transcrição envolve a tradução de uma linguagem oral com o seu próprio conjunto de regras para uma linguagem escrita com outro conjunto de regras (Kvale, 1996). A transcrição de entrevistas de cassete para texto envolve uma série de questões técnicas e interpretativas, ao passo que a transcrição literal convencional envolve apenas um pequeno número de regras normalizadas. Por conseguinte, o investigador considerou que o verbatim convencional era um procedimento de transcrição adequado para este estudo; é também um estilo de transcrição útil para a análise linguística (Kvale, 1996).

O desenvolvimento e o reconhecimento de temas e conceitos importantes começaram no início da recolha de dados (Polit e Beck, 2004). Depois de cada entrevista, a gravação áudio foi ouvida repetidamente, foram tiradas notas de reflexão e todas as entrevistas foram transcritas para o texto integral convencional. Na transcrição literal convencional, todas as palavras dos participantes são transcritas, bem como certos aspectos da comunicação não verbal (Poland, 1995). Era importante transcrever o mais rapidamente possível após a entrevista, enquanto a atmosfera do encontro ainda estava fresca (Poland, 1995). Todas as entrevistas orais foram realizadas em nepalês e depois traduzidas para inglês para efeitos do presente documento. Durante a transcrição, foram efectuadas algumas alterações gramaticais, embora se tenha tido o cuidado de evitar o risco de alterar o conteúdo. O investigador transcreveu as entrevistas sozinho. Um investigador que se concentre no modo de comunicação e no estilo linguístico pode optar por fazer a sua própria transcrição, a fim de garantir a atenção aos muitos pormenores relevantes para a sua análise específica (Bailey, 2008).

Após a transcrição da entrevista, todas as características de identificação dos participantes foram modificadas. Todas as informações foram recolhidas utilizando pseudónimos para minimizar a possibilidade de identificação das pessoas envolvidas no estudo. A atitude geral dos participantes, a linguagem corporal, as interrupções, as emoções e as mudanças de tom de voz também foram incluídas na transcrição literal convencional. Estas interacções não verbais foram anotadas entre parênteses, por exemplo: risos curtos e agudos, o telefone a tocar, suspiros, tosse, lágrimas, acenos de cabeça, gestos com as mãos, etc. Isto pode dar muitas informações sobre o comportamento dos participantes. Isto pode dar muitas pistas sobre a natureza da conversa e o seu conteúdo informativo (Kvale, 2007). As palavras de preenchimento, como hm, huh, mm, uh, um, uha, hhh, aha, ah, etc., não foram incluídas na transcrição para evitar sobrecarregar o texto e também porque não eram relevantes para a análise posterior (Bailey, 2008). As pausas curtas na conversa foram assinaladas com três pontos (...) e as pausas longas foram apresentadas no texto entre parêntesis (pausa longa). Os formulários de consentimento e todas as transcrições das entrevistas foram sempre mantidos em separado e em segurança. Além disso, todas as gravações áudio e de texto serão apagadas quando deixarem de ser necessárias. Todos os ficheiros de texto do computador são acessíveis apenas ao investigador. O conjunto de dados recolhidos compreende 65 páginas de texto em espaço duplo com descrições pormenorizadas das experiências dos participantes num lar para idosos em Katmandu.

4.9 Análise de dados

O principal objetivo da análise de dados é destacar resultados que possam explicar algo que não era previamente conhecido e contribuir para um novo pensamento (Kvale, 1996).

Existem muitas fases diferentes de análise de dados para descobrir os tesouros de significado escondidos nos textos das entrevistas. De acordo com Kvale (1996), os métodos de análise adequados dependem da base, do objetivo e do tema da investigação, bem como da natureza do material da entrevista. Neste estudo, todas as entrevistas transcritas foram analisadas e interpretadas utilizando o método de análise de conteúdo qualitativo descrito por Kvale (1996), nomeadamente a auto-compreensão, a compreensão crítica do senso comum e a interpretação teórica. Dado que o objetivo deste estudo era obter dados ricos sobre a experiência de vida das pessoas idosas que residem num lar de idosos, o investigador considerou que este método era adequado e eficaz para analisar os dados deste estudo. No âmbito destes três níveis de interpretação, foram dados cinco passos analíticos para representar todos os textos transcritos das entrevistas a um nível mais elevado de abstração e explicação, mantendo ao mesmo tempo a integralidade e a complexidade do fenómeno. O processo de análise de dados efectuado é aqui apresentado passo a passo.

4.9.1 Compreender-se a si próprio

Fase 1. O nível de interpretação da auto-compreensão significa que o intérprete tenta formular o que os informadores parecem perceber como o significado das suas próprias declarações (Kvale, 1996). Aqui, o investigador tenta condensar e formular o que o próprio entrevistado entende ser o significado do que está a descrever (Kvale, 1996). Em primeiro lugar, o investigador estabeleceu uma visão geral dos dados. Para o efeito, leu as 65 páginas de transcrições para ter uma noção do todo, procurando temas preliminares associados à experiência de vida dos participantes no CEH. Tendo obtido uma impressão geral a partir da primeira leitura, o investigador identificou alguns temas preliminares no conjunto. Estes temas preliminares estavam relacionados com o fenómeno do estudo. Estes temas preliminares são pontos de partida para a organização dos dados, mas não constituem categorias ou resultados, que requerem uma elaboração posterior com uma reflexão crítica sistemática (Kvale, 1987).

Etapa 2: Tendo compreendido o conteúdo dos temas preliminares, o processo de análise passou para a segunda etapa de análise. Todos os textos das entrevistas foram relidos linha a linha, a fim de identificar as unidades de significado que contêm diferentes termos e aspectos-chave expressos pelos participantes e ligados aos temas inicialmente reconhecidos como temas preliminares. Uma unidade de significado é um fragmento de texto que contém informações sobre a questão de investigação e sequências do texto que têm um significado próprio (Kvale, 1996). Apenas partes de todo o texto constituem unidades de significado, uma vez que cada elemento da entrevista não contém texto relevante ou informação contextual (Kvale, 1996). Assim, nesta fase, foram seleccionadas apenas as unidades de significado que forneciam informações sobre a experiência de vida dos idosos residentes em lares de idosos. As unidades de significado foram então marcadas e codificadas por cores com diferentes números e notas-chave nos documentos originais, de modo a facilitar a consulta do texto no seu contexto original. Durante esta fase, as unidades de significado foram novamente extraídas e condensadas. O conteúdo específico destas unidades de significado foi então resumido e escrito numa forma mais geral (Kvale, 1996). A condensação do significado implica a redução de grandes blocos de texto não essencial da entrevista numa formulação mais curta e sucinta, em que o significado principal do que é dito é reformulado em poucas palavras (Kvale, 1996). Ao condensar as unidades de significado, o investigador sublinhou as palavras dos próprios participantes, da forma mais simples possível, a fim de manter a originalidade da afirmação que tinham expressado (Kvale, 2007). Estas duas primeiras etapas da análise situam-se sempre ao nível da auto-compreensão. No quadro seguinte, apresentam-se exemplos de unidades de significado e de unidades de significado condensadas.

Quadro 2 Exemplo de unidades de significado e unidades de significado condensadas

Unidades de significado	Unidades de significado condensado
<< As lágrimas nunca caem dos meus olhos. Sim (...) Tenho uma forte fé e devoção a Deus e à Deusa. Aqui podemos participar em muitas actividades religiosas de forma sagrada, o que nos mantém puros, felizes e contentes em todos os momentos. Se eu perder estas orações e hinos sagrados, então sabem (...) eu enlouqueço.	Crença firme em Deus e na Deusa, participação em actividades religiosas.

No decurso da condensação do significado, um círculo hermenêutico também se tornou importante. No círculo hermenêutico, a compreensão do significado do texto é alcançada através de movimentos dialécticos entre o todo e as partes do texto, a fim de obter uma compreensão, explicação e interpretação do que o texto está a dizer e do que está realmente a falar (Kvale, 1996). Assim, ao identificar e condensar as unidades de significado, o investigador seguiu o processo de ida e volta entre as partes e o todo do círculo hermenêutico, em que o significado das partes separadas é determinado pelo significado global do texto, tal como previsto (Kvale, 1983).

Após a condensação das unidades de significado, todas as unidades de significado foram resumidas e etiquetadas com um código. Todo o contexto foi tido em conta aquando da condensação e da etiquetagem das unidades de significado com códigos, a fim de obter uma compreensão mais profunda do significado do enunciado (Kvale, 1996). A codificação consiste em associar uma ou mais palavras-chave a um segmento de texto, a fim de permitir a identificação subsequente de uma afirmação (Kvale, 2007). Ao codificar as declarações dos participantes, foi dada prioridade à preservação das suas próprias palavras, mas o investigador utilizou por vezes o senso comum para criar códigos adequados. As fases de análise progrediram, portanto, no sentido da compreensão crítica do senso comum, uma vez que este se centra na descrição e nas interpretações a um nível lógico superior (Kvale, 1996). Todos os códigos identificados durante o processo de codificação foram lidos independentemente pelo investigador e pelo supervisor, a fim de se chegar a um consenso sobre os temas e estruturas essenciais. Uma vez codificadas todas as unidades de significado condensadas, o processo de análise passa para a compreensão crítica do significado comum.

4.9.2 **Compreensão crítica do senso comum**

Fase 3: A compreensão crítica do senso comum é o segundo nível de interpretação referido por Kvale (1996), em que a interpretação é feita no quadro da compreensão do público em geral (Kvale, 1996). A interpretação do investigador ultrapassa aqui a questão da auto-compreensão, do que o próprio entrevistado experimenta e quer dizer sobre um tema (Tópico), mantendo-se num nível de compreensão do senso comum (Kvale, 1996). Aqui, o investigador tenta captar o espírito do que está a ser dito, alargando o seu significado através da leitura das entrelinhas e recorrendo a contextos mais amplos do que os do entrevistado (Kvale, 1996).

Este nível de interpretação implica a adição de conhecimentos gerais sobre o contexto da afirmação expressa sobre o fenómeno "experiências de vida dos residentes no lar de idosos". Aqui, todos os códigos foram organizados em diferentes subtemas, utilizando o sentido comum crítico de compreensão. Os subtemas são fios condutores comuns que atravessam os diferentes códigos (Kvale, 1996). Ao organizar os subtemas com base nos diferentes códigos, foram também utilizados os conhecimentos prévios do investigador e determinados quadros teóricos de referência, relacionados com os fenómenos estudados e destinados a produzir descrições textuais ricas da experiência dos fenómenos seleccionados. Isto também permite uma compreensão válida e mais profunda do significado de um texto (Kvale, 1996). Após esta fase, o processo de análise avançou para a fase 4.

Fase 4: Nesta fase, todos os subtemas importantes foram novamente resumidos e condensados num tema principal com cinco temas. Como a maioria dos participantes parecia falar das suas experiências de felicidade, satisfação, gozo da vida e bem-estar, etc. nos seus lares, surgiu o tema principal do "florescimento" na ECH. Todos os resultados deste estudo estavam agora prontos para serem iluminados no âmbito de uma compreensão teórica. Um exemplo do tema, subtemas e códigos é apresentado no quadro seguinte.

Quadro 3 Exemplo de temas, subtemas e códigos

Tema	Uma vida melhor e mais feliz		
Subtópicos	Sentir-se seguro	Viver como se estivesse num paraíso de paz	Sentimento de satisfação
Códigos	Boas regras e regulamentos Uma boa rotina para as actividades diárias Boa cobertura de todas as necessidades básicas > Saúde regular controlo > Tal como em casa o ambiente	> Sem stress > Abençoado por Deus Amigos carinhosos e atenciosos Sem arrependimentos por estar aqui Um sítio maravilhoso para viver Desfrutou da vida num lar de idosos	Uma vida muito mais fácil e confortável > Feliz e melhorar a vida Pessoal cooperativo e prestável Boas oportunidades de envolvimento religioso

4.9.3 Compreensão teórica

Etapa 5: Este nível de interpretação ultrapassa a compreensão que os sujeitos têm de si próprios e do seu senso comum; é assim estabelecido um quadro teórico para interpretar o significado das afirmações (Kvale, 1996). Este nível de interpretação é validado por uma comunidade de investigadores como validação pelos pares, uma vez que a avaliação da validade de uma interpretação teórica pressupõe uma competência teórica específica (Kvale). Para esta fase final da análise, o investigador encontrou teorias relevantes e estudos anteriores para ilustrar e discutir os resultados deste estudo. Foi também efectuada uma revisão sistemática da investigação anterior ao longo do processo de investigação. Outras descrições e interpretações do significado, baseadas nas declarações dos participantes, são discutidas em pormenor nos capítulos de resultados, enquanto a compreensão teórica é apresentada no capítulo de discussão do estudo. Apresenta-se de seguida uma visão geral das fases de análise deste estudo.

Quadro 4: Síntese das fases de análise

Contexto de interpretação					
Os três níveis de compreensão de Kvale	1. Compreensão de si próprio		2. Compreensão crítica do senso comum		3. Compreensão teórica
As fases actuais da investigação	1. Identificar unidades de significado através da leitura	2. Condensar e codificar unidades de significado	3. Organização dos códigos em diferentes subtemas	4. Desenvolvimento novo temas com base em o submarino temas	5. Ilustração de um tema baseado na teoria

4.10 Validade e fiabilidade

A investigação qualitativa é frequentemente criticada pela sua parcialidade, pequena escala, natureza anedótica e/ou falta de rigor; no entanto, quando conduzida corretamente, é imparcial, completa, válida, fiável, credível e rigorosa (Polit & Beck, 2004).

A validade e a fiabilidade foram mantidas ao longo do processo de estudo, seguindo várias etapas. A fiabilidade refere-se à consistência e à fiabilidade dos resultados da investigação (Kvale, 1996).

Para estabelecer a fiabilidade, o investigador escolheu participantes que tinham experiência com o tema da investigação e um interesse genuíno em participar nas entrevistas (Kvale, 1989). O investigador também tentou criar um ambiente calmo e descontraído durante a entrevista, para que os participantes se sentissem à vontade para exprimir os seus sentimentos e experiências (Kvale, 1989).

As questões de fiabilidade também se colocam em relação à transcrição e análise das entrevistas, nomeadamente se diferentes transcritores e analistas produzirão transcrições e análises semelhantes. Todas as entrevistas foram gravadas e transcritas apenas pelo investigador. A análise do texto e a síntese dos resultados também foram realizadas apenas pelo investigador, uma vez que o estudo foi apenas um trabalho do investigador, ajudando-o a prestar atenção a muitos pormenores relevantes para a sua análise específica.

A validade e a fiabilidade do estudo dependem do facto de o estudo fornecer efetivamente respostas às questões de investigação. De acordo com Kval e (2007), a validade refere-se à questão de saber se um inquérito dá respostas correctas. Por outro lado, a fiabilidade significa que os inquéritos sobre o mesmo fenómeno, utilizando o mesmo método, darão a mesma resposta, o que significa que os resultados são consistentes. Ao longo das entrevistas, foram feitas perguntas de seguimento aos participantes para esclarecer quaisquer mal-entendidos que tenham surgido durante a entrevista. Kvale (2007) chama a isto validação "comunicativa". Durante a entrevista, também foram feitas perguntas de acompanhamento para garantir a compreensão dos participantes (Kvale, 2007). A codificação, a categorização e a organização dos subtemas num tema principal foram efectuadas pelo investigador e revistas pelo supervisor do estudo, a fim de validar a codificação e a categorização.

Kvale (1996) também insiste na 'validação pelos membros', que consiste em permitir que os participantes leiam os dados e as análises e dêem feedback sobre as interpretações que os investigadores fazem das suas respostas, permitindo que os investigadores verifiquem as inconsistências, desafiem os pressupostos dos investigadores e lhes dêem a oportunidade de reanalisar os seus dados. Infelizmente, este passo não foi possível neste estudo porque os participantes vivem no Nepal e o investigador na Noruega.

Além disso, o amigo do investigador, que não estava envolvido neste projeto, leu uma grande parte das entrevistas transcritas para verificar a interpretação do estudo (Kvale, 1996). O critério de validade é o facto de se poder chegar a um consenso de que uma interpretação está razoavelmente documentada e é logicamente consistente (Kvale, 1996). Neste estudo, a maior parte das interpretações foram consideradas razoáveis e, em caso de dúvida sobre uma interpretação, as partes relevantes das entrevistas foram relidas e os significados reavaliados.

Foi também importante para o investigador demonstrar validade, mantendo-se próximo das vozes dos participantes, de modo a garantir a confiança na veracidade do estudo (Kvale, 1989). A interpretação foi efectuada em várias fases, lendo e relendo o texto de modo a ficar o mais próximo possível das expressões dos participantes (Kvale, 1989).

A principal tarefa das entrevistas é compreender o significado do que os entrevistados estão a dizer. O guião da entrevista centrou-se nas principais variáveis das questões de investigação, o que pode ter aumentado a validade da entrevista, uma vez que foram feitas as mesmas perguntas a todos os participantes (Kvale, 1996).

CAPÍTULO V

RESULTADOS DO ESTUDO

A análise deste estudo revelou um tema principal e cinco subtemas relacionados com a experiência de vida dos idosos residentes em dois albergues em Katmandu. A secção seguinte desenvolve o tema principal e os subtemas e apresenta citações das entrevistas para ilustrar as experiências dos participantes.

Neste estudo, o tema principal "Experiência de realização no lar de idosos" revelou a experiência subjectiva dos participantes de estarem bem e satisfeitos com a sua vida no lar de idosos. No total, seis participantes fizeram parte do estudo. Metade deles provinha de famílias pobres e eram anteriormente sem-abrigo, desamparados e não tinham ninguém que cuidasse deles. Estes participantes não tiveram outra escolha e foram forçados a viver nestes lares de idosos. Os outros participantes pertenciam a famílias de classe média. No entanto, disseram que foram forçados a viver no SGA porque os seus familiares e parentes os negligenciaram e maltrataram. Todos os participantes eram de diferentes localizações geográficas e pertenciam a diferentes castas, grupos étnicos e origens culturais hindus.

No entanto, um estudo mais aprofundado revelou que a maioria dos participantes tinha tido uma vida difícil e amarga antes de vir viver para a ECH e que esta tinha mudado e melhorado radicalmente as suas vidas. Os participantes afirmaram que tinham deixado o passado e as memórias amargas para trás e que estavam a seguir em frente com as suas vidas. Sentiam que a vida lhes trazia agora muita felicidade e satisfação. A maioria dos participantes afirmou que, comparativamente, a vida era muito melhor na ECH - apenas um participante afirmou que não era feliz a viver na ECH e que queria regressar a casa.

O tema principal, "a experiência de realização no lar de idosos", era composto por cinco temas:

- Estabelecer e manter relações sociais
- Envolver-se em actividades diárias significativas
- Viver uma vida melhor e mais feliz
- Sentir-se valorizado e respeitado
- Otimismo em relação à vida no ECH

5.1 Estabelecer e fomentar relações sociais

Este estudo revelou que, para prosperar na ECH, as relações estreitas e corteses com outros residentes e funcionários eram cruciais para a maioria dos participantes. A maioria dos participantes afirmou que as suas vidas eram piores antes de viverem no ECH. Ao contrário do seu estilo de vida atual, não tinham ninguém que cuidasse deles ou falasse com eles; as suas vidas eram solitárias, desesperadas e impotentes. Atualmente, estas pessoas partilham um forte laço de amizade e um sentimento de pertença com os outros residentes. As suas prósperas relações sociais com outros residentes e com o pessoal permitem-lhes apoiarem-se mutuamente.

Este estudo mostra que a maioria dos participantes desenvolveu e promoveu as suas relações com outros residentes. A citação seguinte ilustra este facto:

"Inicialmente, tive medo do ambiente deste lar de idosos. Também me questionei sobre a situação provável e tive a impressão de que voltaria para casa se as coisas não corressem bem. Mas, sabe (...) quando cheguei aqui, descobri que era melhor do que receava antes. É muito bom aqui (...) porque tenho amigos muito simpáticos, carinhosos e atenciosos. "

A maioria dos participantes também afirmou que, depois de entrarem no lar, encontraram amigos cooperantes, amáveis e solidários e que, graças a essas amizades próximas, as suas vidas se tornaram muito mais fáceis e confortáveis. Como disse um participante

Desde que vim para este lar, já não tenho os problemas de alimentação e alojamento que tinha antes. Tenho muitos amigos aqui, que me apoiam em todas as situações difíceis. Tornou-se muito fácil e confortável levar a minha vida quotidiana aqui."

Alguns participantes também valorizaram os serviços (cuidados e apoio) prestados no ECH e reconheceram o nível de cuidados e apoio que recebem do pessoal do lar (incluindo o pessoal de enfermagem). Um participante declarou

Conheço bem todos os membros da ECH. Vivo aqui desde a sua fundação, quando havia 10 ou 12 membros, incluindo eu próprio e o sogro e a mãe do fundador, que faleceu há alguns anos. Todo o pessoal daqui me deu muito amor e atenção".

É sabido que uma boa companhia proporciona uma verdadeira intimidade e apoio emocional. Durante a entrevista, muitos participantes indicaram que partilhavam sentimentos profundos, intimidade e confiança com os seus companheiros. Um participante ilustrou bem este ponto:

"Por vezes, tenho tendência para me sentir amargurado. Mas depois (...) lido com esses sentimentos de amargura convencendo-me de que, onde quer que vivamos, é a mesma coisa. Estou feliz por viver com amigos tão maravilhosos que partilham uma relação cordial comigo e me dão muito amor. Falamos sobre os altos e baixos das nossas vidas e partilhamos as nossas histórias. É uma experiência muito boa para mim. Estou a gostar muito do meu tempo aqui e não me sinto nada só."

A maioria dos participantes referiu relações sociais positivas, de apoio e significativas com outros residentes. Sublinharam que se divertiam muito com os seus pares da ECH, com quem podiam falar de forma satisfatória e passar o tempo que quisessem; podiam ser abertos, falar e rir juntos e partilhar bons e maus momentos. Durante a entrevista, a maioria dos participantes falou mais sobre as suas relações com os outros residentes do que com o pessoal de cuidados e as suas famílias. Consideraram também que o afeto e a reciprocidade entre os outros residentes e eles próprios constituíam uma oportunidade para dar sentido à vida quotidiana no lar de idosos.

5.2 **Envolver-se em actividades diárias significativas**

Os participantes falaram sobre o seu envolvimento nas actividades que consideravam mais agradáveis e significativas para eles. Para a maioria dos participantes, ter a oportunidade de participar em actividades diárias interessantes, organizadas pelos lares ou iniciadas pelos próprios participantes, teve uma influência significativa no seu sentimento de bem-estar e realização. As actividades diárias organizadas pelos dois lares de idosos eram simples e flexíveis. As actividades que os participantes consideravam mais agradáveis e significativas eram visitar templos de manhã cedo, fazer ioga e meditação, dar passeios (especialmente de manhã), sentar-se no pátio ou no jardim do lar e apanhar sol enquanto conversavam com amigos, e tecer fios de algodão sagrados *(kawasko batti) com* outros residentes. Mencionaram também a ajuda aos outros nas suas actividades diárias e a participação nas actividades religiosas organizadas pelo lar, como ouvir e cantar *Bhajan* (canções religiosas), participar em *Puja* (rezar e adorar os deuses e deusas), ouvir histórias religiosas contadas por *pandits* (sacerdotes hindus) e ler livros religiosos (*Ramayan, Mahabharat, Geeta, Swasthani, por exemplo).*

A maioria dos participantes nos dois abrigos levava uma vida ativa e gozava de uma saúde relativamente boa; eram capazes de realizar as suas actividades diárias e de cuidar de si próprios. No entanto, dois participantes precisavam de ajuda para lavar a roupa e a roupa de cama. O estudo revelou que a maioria dos participantes continuava a dedicar a maior parte da sua vida diária a actividades que considerava importantes.

Todos os participantes neste estudo pertenciam à religião hindu e a maioria deles tinha grande fé nos deuses e deusas. Por isso, gostavam de participar nas várias actividades religiosas organizadas pelos lares de idosos. A maioria dos participantes disse que o seu dia começava com uma visita aos templos de manhã cedo, antes do pequeno-almoço. De acordo com a religião hindu, as pessoas acreditam que devem ir aos templos para *puja* (adoração e oração) com o estômago vazio e com a alma, mente e corpo puros e sagrados. A maioria dos participantes disse que ia ao templo todas as manhãs e fazia *puja,* o que lhes dava a sensação de estar em contacto com Deus. Sentiam que as bênçãos de Deus em todos os momentos os tornavam felizes e satisfeitos com as suas vidas. Acreditavam também que, se os deuses e as deusas estivessem contentes com eles, nunca mais teriam de enfrentar dificuldades nas suas vidas. Por isso, para a maioria deles, visitar os templos fazia parte de uma vida quotidiana com significado. A seguinte citação é um exemplo típico: *"Graças à misericórdia do Deus Shiva, encontrei refúgio nesta casa. É melhor viver aqui no colo do Senhor Pashupatinath do que viver sozinho com uma vida difícil".* Outro participante acredita que a fé em Deus torna a vida mais fácil. Este participante disse:

"Normalmente acordo às 5 da manhã, refresco-me e começo a limpar o meu quarto e o corredor o mais cedo possível. Depois, rezo a Deus durante algum tempo e vou para o templo de Pashupatinath meditar. Deus é tudo para mim. Ele ajuda-me sempre e abençoa-me. Para a maioria de nós, Deus não é apenas um doador omnipotente de paz e bênçãos, mas também o dono e diretor das nossas vidas.

A maioria dos participantes também afirmou que gostava e apreciava assistir a aulas de ioga e meditação todos os dias, especialmente de manhã. Alguns participantes que vivem no ECH privado disseram que costumavam beneficiar de aulas de ioga e meditação todas as manhãs, das 6h às 7h, mas que há alguns meses o pessoal deixou de oferecer estes serviços devido às obras de reconstrução que estão a ser realizadas nos lares de idosos. A maioria dos participantes considera que o ioga e a meditação os ajudam a ser activos, saudáveis e a levar uma vida com sentido. Alguns participantes também mencionaram que o ioga e a meditação os ajudam a relaxar o corpo e a mente e a reduzir o stress mental. Um participante disse: "*Faço ioga e meditação todos os dias de manhã e sinto-me relaxado depois de o fazer. Sabe como é...*". Outra participante também disse que gostava de fazer ioga e meditação todos os dias: *"Normalmente acordo às 5 da manhã, refresco-me e faço ioga e meditação durante meia hora"*.

A participante seguinte explicou que, devido a problemas de saúde, não podia continuar a praticar ioga e meditação, que adorava e que considerava serem parte integrante da sua vida quotidiana. A citação seguinte ilustra este facto: "*Costumava fazer ioga e meditação todos os dias, mas agora tenho de deixar de o fazer por causa do meu problema de costas*". A maioria dos participantes considerou que ambas as actividades - visitar templos e fazer ioga e meditação - eram actividades muito agradáveis e significativas na sua vida quotidiana, o que lhes dava uma sensação de bem-estar. Além disso, para a maioria dos participantes, dar um passeio, especialmente de manhã, foi considerado uma das actividades mais agradáveis e significativas da sua vida quotidiana. Sentiram que as caminhadas matinais os ajudavam a esticar o corpo e as pernas, tornando-os mais activos e saudáveis. A seguinte citação ilustra este ponto: *"Sim, precisamos de esticar as pernas. Foi por isso que o meu primo me disse para andar e eu andava todas as manhãs com um pau"*. Outro participante referiu que, embora goste e aprecie os passeios matinais, não pode continuar a fazê-los devido à estação fria; prefere os passeios noturnos. Explicou-o da seguinte forma: *"Faço pequenos passeios todos os dias. Era* inverno no Nepal quando a entrevista para o estudo foi efectuada. No Nepal, mesmo no inverno, não faz muito frio durante o dia, mas apenas à noite e nas primeiras horas da manhã, quando a temperatura desce para cerca de 5-6 graus centígrados. Durante esta estação, a maioria dos nepaleses gosta de ficar ao ar livre durante o dia e aproveitar o sol, uma vez que a maioria dos edifícios mais antigos não tem sistema de aquecimento central. Por isso, é mais frio no interior das casas do que no exterior.

Todos os participantes no estudo afirmaram que gostavam muito de se sentar nos pátios ou jardins dos lares de idosos, passando momentos felizes ao sol e conversando com os seus colegas residentes durante horas a fio. Todos os participantes concordaram que esta atividade era extremamente agradável, relaxante e significativa para eles. Proporciona um meio de interação social, felicidade e satisfação. A seguinte citação ilustra este facto: *"Costumo almoçar depois do bhajan* (hinos) *e depois sento-me lá fora ao sol com outros amigos".*

Todos os participantes sublinharam que sentar-se no pátio ou no jardim ao sol quente depois do almoço era um momento muito agradável para todos; é uma atividade popular e partilhada pela maioria dos residentes de ambos os lares. Como disse um dos participantes*: "Depois do almoço, apanho banhos de sol e, ao mesmo tempo, encontro-me com os meus amigos e converso com eles. Gosto muito.*

Do mesmo modo, todas as mulheres que participaram no estudo afirmaram que gostavam de tecer diariamente fios de algodão sagrados para venerar deuses e deusas. Consideram esta atividade como um passatempo criativo partilhado, praticado na companhia de amigos. Falar com os outros residentes dava-lhes também um sentimento de comunhão. Todos os participantes preferiam esta atividade. Enquanto alguns o faziam por diversão e para se manterem ocupados, outros faziam-no para ganhar algum dinheiro. Assim, todos os participantes consideraram esta atividade como uma atividade diária significativa. Um participante disse

"Costumava tecer cerca de 100 fios de algodão sagrado todos os dias para adorar os deuses e, por vezes, vendo-os para ganhar algum dinheiro. Depois compro novos rolos de algodão.

Acho que seria bom fazer alguma coisa em vez de ficar só a comer". Para esta participante, era uma boa oportunidade de ter algo para fazer que desse mais valor e significado à sua vida quotidiana. Outra participante também falou da tecelagem de fios sagrados como um trabalho sagrado e significativo, explicando

"Também queimo paus de incenso e depois tecer fios de algodão com medo até à hora do almoço, e por vezes até depois do jantar. Normalmente, vou para a cama por volta das 8-9 da noite, mas, por vezes, tenho dificuldade em adormecer; então, começo a tecer fios novamente durante algumas horas antes de conseguir voltar a dormir."

Para a maioria dos participantes no estudo, as várias actividades religiosas organizadas pelos dois lares estavam entre as actividades mais agradáveis e significativas. A maior parte deles disse que gostava e se sentia muito feliz e satisfeita ao ouvir *bhajan* (canções religiosas) e histórias religiosas contadas por *pandits* (sacerdotes hindus), e ao ler livros religiosos (*Ramayan, Geeta, Swosthani, por exemplo).* Como disse um participante:

"As lágrimas nunca caem dos meus olhos. Tenho uma forte fé e devoção a Deus. Aqui, participamos em muitas actividades religiosas de uma forma sagrada, o que nos mantém sempre puros, felizes e contentes. Se perco as orações e os hinos sagrados, sinto-me muito zangada".

A maioria dos participantes no estudo considerou que ter a oportunidade de participar numa série de actividades diárias significativas nos lares de idosos reforçava a sua sensação de serem activos, saudáveis e satisfeitos, contribuindo também para a sua capacidade de prosperar nesses estabelecimentos.

5.3 Viver uma vida melhor e mais feliz

Foram medidas a felicidade e a satisfação dos participantes com a sua vida atual na ECH. À exceção de um, todos os participantes estavam satisfeitos com a sua situação atual e pareciam também mais felizes nas casas de acolhimento. Na sua opinião, isso devia-se ao facto de terem sofrido problemas e isolamento no passado, mas depois de chegarem aos abrigos, as suas vidas tinham melhorado drasticamente e tinham agora uma vida agradável e com objectivos. A declaração seguinte ilustra este ponto de vista:

"De facto (...) há uma grande diferença entre a casa e aqui. Sim (...) tinha de trabalhar muito todos os dias em casa, mas aqui há menos trabalho para fazer. Antes, tinha uma vida muito dura. Tinha de assumir sozinha todas as responsabilidades domésticas para educar a minha filha, e tive de lutar muito por isso. A minha família também se ressentia de ter de cuidar de mim depois de a minha filha se ter casado. Mas desde que estou aqui, a minha vida mudou. Hoje, não tenho de enfrentar a mais pequena dor ou dificuldade.

De acordo com esta participante, a sua vida de casada começou muito cedo e a sua filha nasceu quando ela tinha apenas 18 anos. Infelizmente, o marido morreu quando ela tinha 20 anos. A sua filha cresceu e casou-se, após o que ela (a participante) se viu completamente sozinha. Começou a sua vida adulta com o apoio da família do marido, mas passados alguns anos, a família começou a humilhá-la e a negligenciá-la. No Nepal, é tradição os pais não viverem com a filha casada e a família do marido. Por conseguinte, esta participante foi obrigada a viver num lar de idosos, apesar de a sua filha lhe pagar as despesas todos os meses. Uma outra participante explicou que, depois de entrar no lar de idosos, a sua vida se tornou extremamente feliz e sem stress. A citação seguinte ilustra o seu ponto de vista:

"Estou bastante feliz aqui. Não fui capaz de fazer toda a gente feliz. Tive de ouvir muitos palavrões e também tive de assumir toda a responsabilidade pelos assuntos domésticos deles (da família da irmã). *A minha vida foi extremamente agitada durante esse período. Mas (...) aqui, toda a gente gosta de mim e preocupa-se comigo. Aqui não tenho de assumir grandes responsabilidades e o meu coração sente-se muito feliz quando participo nos hinos e nas actividades religiosas todos os dias.*

Segundo esta participante, casou-se quando tinha apenas 13 anos, mas um ano depois o marido foi vítima de uma grave febre de malária e morreu. Viveu então com a irmã e a família da irmã. Mais tarde, porém, começaram a maltratá-la, até que foi obrigada a viver num lar.

A maioria dos participantes afirmou que a sua vida era melhor e mais confortável do que antes. Estavam convencidos disso porque tinham tido vidas muito difíceis e inseguras no passado. Metade dos participantes explicou que não tinha casa própria, pelo que vivia com familiares e, por vezes, até na rua. Segundo eles, costumavam trabalhar muito para se sustentarem, mas recebiam salários muito baixos. Por vezes, não tinham nada para comer. Também admitiram que não conseguiam arranjar bons empregos para ganhar dinheiro suficiente para se sustentarem porque eram analfabetos. A citação seguinte ilustra este facto:

"A vida agora é muito boa. Há 13 anos, nunca pensei na ECH e na minha vida aqui. Mas agora a minha vida tornou-se extremamente feliz e fácil. Antes de vir para aqui, trabalhava muito para ganhar a vida. Cheguei mesmo a passar alguns dias sem comer. Tinha de trabalhar das 8 horas da manhã às 8 horas da noite, mas recebia muito pouco.

Os participantes que viviam nos abrigos públicos sentiam-se os idosos mais sortudos da atualidade, pois recebiam gratuitamente todos os serviços necessários, como alimentação, alojamento, vestuário, cuidados de saúde e até medicamentos quando adoeciam. Recebem até um pouco de dinheiro de bolso todos os meses dos lares e, por vezes, de dadores de países estrangeiros. Os participantes que vivem num alojamento privado têm de pagar todas as suas despesas mensais. No entanto, apesar de terem de pagar as suas despesas de subsistência, todos os participantes, exceto um, indicaram que estavam muito felizes e satisfeitos com a sua vida atual no lar.

Durante a entrevista, a maioria dos participantes afirmou que o fornecimento de medicamentos, vestuário e outras comodidades, bem como o privilégio de participar em actividades religiosas, tinham facilitado a sua estadia nas duas casas de repouso. Por conseguinte, a maioria dos participantes sentiu que estava a viver no paraíso. Como disse um deles:

"Sem dúvida, este sítio tem sido um paraíso para mim e é mais do que eu esperava. O que é que acontece se eu não puder trabalhar? Não consigo imaginar a minha vida se não tivesse estado aqui. Antes, tinha medo, imaginava as consequências se não estivesse aqui. Estou bem alimentado, alojado, vestido e tenho uma boa rotina para passar os meus dias, o que ajudou a melhorar a minha vida aqui".

Um outro participante exprimiu a sua opinião sobre esta questão nos seguintes termos

"Bem (....), notei uma grande diferença na minha vida antes e depois de vir para cá. Antes, não conseguia encher a barriga sem trabalhar (...). Tinha de trabalhar muito mesmo quando estava doente. Mas aqui, sinto-me como se estivesse no céu. Não tenho de me preocupar com a comida, a roupa, os medicamentos, etc. Pelo menos, sinto-me feliz a viver aqui. Não tenho queixas. Não tenho problemas em manter a minha vida aqui".

Todos os participantes (exceto um) viviam num quarto e num bloco partilhados com outros residentes, mas nenhum se queixou. Pareciam viver uns para os outros e sentiam-se suficientemente satisfeitos só por ajudarem e partilharem uns com os outros. A maioria dos participantes considerava-se abençoada por Deus por ter um lugar tão maravilhoso para passar o resto das suas vidas, mesmo que isso significasse viver com muitos outros residentes sob o mesmo teto. Assim, no estudo, a maioria dos participantes parecia muito feliz e satisfeita. Durante toda a entrevista, verificou-se que apenas um participante (que residia na ECH privada) tinha o seu próprio quarto privado e não estava nada satisfeito por viver no lar de idosos. A principal razão para a sua insatisfação era o facto de ter sido obrigado a ficar no lar contra a sua vontade. Eis uma expressão típica do seu ponto de vista:

"O que sentir, o que exprimir, sabe (...) Eu fico aqui porque tenho de o fazer. Sabe, eu queria muito (...) viver em liberdade, mas a minha nora prendeu-me neste sítio. Sinto-me muito triste por ser obrigada a viver num quarto quando tenho a minha própria casa.

Segundo este participante, passou por muitas dificuldades nos últimos anos da sua vida, após a morte da sua mulher e do seu filho (que morreu com 32 anos). Após a morte do filho, a nora e os netos emigraram para a Austrália e ele não tinha ninguém para cuidar dele. Tentou sobreviver sozinho durante alguns anos, mas como sofria de diabetes, tensão alta e asma, era-lhe difícil viver sozinho. Assim, durante alguns anos, contratou uma assistente que, infelizmente, se revelou uma vigarista. Ficou então com familiares durante algum tempo, mas estes voltaram a enganá-lo. Mais tarde, quando a nora veio para o Nepal, trouxe-o para cá. Também estava descontente porque, segundo ele, não estava a receber o nível de serviços prometido, como boas refeições a tempo, higiene e saneamento adequados e exames médicos atempados, e queixava-se também de não receber cuidados de saúde e de enfermagem adequados quando estava doente. Queixou-se igualmente de não ter recebido cuidados médicos e de enfermagem adequados quando esteve doente. Disse que, devido ao facto de não ter recebido o nível de serviço que lhe tinha sido prometido, a sua vida estava pior do que antes. Por conseguinte, continuava a desejar regressar a casa, onde poderia ser livre e viver a sua própria vida.

5.4 **Sentir-se valorizado e respeitado**

O sentimento de ser "valorizado e respeitado" foi descrito pela maioria dos participantes como o sentimento de ser valorizado como residente. A maioria deles tinha vivido vidas difíceis, tinha sido humilhada e abandonada pelos seus entes queridos, e alguns tinham mesmo passado a maior parte das suas vidas na rua. Depois de chegarem ao ECH, sentiram-se respeitadas como seres humanos por toda a gente. Uma das participantes expressou o seu sentimento de ser valorizada e respeitada da seguinte forma

"Eles (o pessoal) *dizem (...) que se esta senhora morrer, o encanto deste lar desaparecerá. A verdade é que todos aqui me respeitam, gostam de mim e pedem a minha autorização se quiserem sair durante algumas horas, porque fui encarregada do bloco de alojamento. Sim (...), sinto-me realmente respeitada aqui".*

De acordo com esta participante, a sua chegada ao lar foi definida e admirada como um símbolo de boa sorte para o lar devido à sua atitude amigável e prestável. Todos no lar gostavam dela e seguiam-na. Ajudava todos os que se encontravam em dificuldades e, por vezes, organizava actividades religiosas, que os outros residentes apreciavam. Eis uma declaração típica dela: *"Todas as manhãs, quando regresso do templo de Pashupatinath, ofereço água quente e chá com Prasad aos outros residentes do meu edifício, o que me dá grande satisfação."*

Uma outra participante disse que também se sentia apreciada e respeitada por toda a gente no lar. Dizia ela: *"Sim, é verdade que aqui ninguém me repreende, pelo contrário, todos gostam de mim e respeitam-me. No lar de idosos, chamam-me a Senhora Sorridente. O dono do lar e a sua mulher também gostam de mim e respeitam-me, e eu também gosto muito deles.*

Um outro participante explicou também que, devido à sua honestidade e prestabilidade, todos no lar confiavam nela e respeitavam-na. O seu ponto de vista é ilustrado pela seguinte citação:

"Toda a gente aqui confia em mim e respeita-me pela minha sinceridade e integridade. É por isso que eles (o pessoal e os outros residentes) *me preferem como assistente quando alguém fica doente. Isso deixa-me muito orgulhoso da minha vida aqui.*

Segundo esta participante, ela ajudava os outros residentes quando alguém adoecia e tinha de ser hospitalizado. Ia ao hospital e tomava conta dos seus colegas doentes, fazendo-lhes companhia. No Nepal, a maioria dos hospitais exige que o visitante fique com o doente durante 24 horas. É por isso, diz ela, que toda a gente confiava nela e a respeitava.

Outro participante no estudo, que também estava habituado a ajudar e a cuidar de outros residentes doentes e deficientes, disse que se sentia digno e recompensado por prestar um serviço voluntário aos doentes e deficientes do lar:

"Um ano depois de ter chegado aqui, comecei a ajudar os doentes e os deficientes deste lar como assistente de cuidados voluntária. Alimentava aqueles que precisavam desesperadamente de ajuda para comer e também fazia leituras religiosas para os outros. Recebi elogios, senti-me amada e respeitada por todos, o que me fez sentir glorificada.

A maioria dos participantes no estudo parecia mais feliz e mais satisfeita por ser valorizada e respeitada pelos outros, o que poderia contribuir para o seu florescimento em lares de idosos.

5.5 **Otimismo em relação à vida no CEH**

A maioria dos participantes estava otimista em relação à vida no lar de idosos. A maior parte dos participantes pensava que o lar era o melhor e o único sítio possível para viverem o resto das suas vidas. As duas afirmações seguintes ilustram esta atitude.

"Onde é que posso ir? Não tenho ninguém para visitar. Agora estou velho e fraco. Por isso, acho que (...) não há sítio para ficar e receber amor e cuidados. Sabem, já não estou aqui há 14 anos. Já estou a viver nesta casa há 14 anos. Nem sequer consigo imaginar um sítio melhor do que este; só quero morrer aqui, sem nenhuma doença. Sim, acho que seria bom morrer facilmente, sem problemas. Sabes o que é que isso significa?

Morrer ao sol ou simplesmente deitado na cama aqui!"

Um outro participante afirmou ainda

"Sinceramente (...), não via o meu destino noutro lugar senão aqui (...). É um sítio maravilhoso para viver. Gostaria de servir os doentes e os deficientes o melhor que puder. Este serviço voluntário dá-me muita satisfação e traz-me felicidade. Não sei o que vai acontecer no futuro. Mas, com a bênção de Deus, espero viver os dias que me restam aqui com alegria e satisfação.

A maioria dos participantes indicou que tinha fé no lar de idosos e que estava profundamente ligado a ele. Consequentemente, a maior parte deles considerava o lar como a sua casa permanente e estava preparado para partilhar o seu destino com os lares até ao último suspiro. A citação seguinte é típica desta crença:

"Não quero ir para mais lado nenhum. O mais importante para mim é estar em casa, e é aqui que eu pertenço. Sabe como é! Podemos arranjar comida e outros produtos básicos em qualquer lado, mas não como aqui (...). Esta casa é o melhor sítio para mim, estou muito feliz por estar aqui e quero morrer aqui.

Alguns participantes sublinharam também que consideravam a vida num lar de idosos um privilégio e que esperavam que o lar de idosos pudesse até melhorar as suas condições de vida.

a qualidade dos cuidados e das instalações no futuro. Uma participante expressou a sua opinião sobre esta questão:

"Bem (...), peço a Deus que não me transfira para outro sítio que não seja aqui. Eu quero ficar aqui. Acredito que se vier um líder bom e competente (...), sonho com o dia em que este lar de idosos estará melhor equipado e prestará serviços de qualidade."

A maioria dos participantes sublinhou também que só queria ficar no lar de idosos e não queria regressar à sua vida anterior. As duas citações seguintes ilustram este facto.

"Sinto-me muito desconfortável ao ficar em casa da minha filha com o marido e a sogra dela. Não quero voltar a viver com estas pessoas. Eles (a direção e o pessoal do lar de idosos) satisfizeram *todas as nossas necessidades básicas, como alimentação, alojamento, vestuário, e não creio que possa encontrar tais instalações em mais lado nenhum."*

Outro participante disse*: "Não (...), não vou a lado nenhum. Não tenho amor à minha família. Sim (...), quero ficar aqui. Posso ver melhor o meu futuro se ficar aqui para o resto da minha vida. A minha ligação com a minha família já foi quebrada desde o dia em que me mandaram para aqui. Não posso nem sonhar em voltar".*

O estudo concluiu que, em ambos os lares, todos os participantes, exceto um, pareciam ser muito positivos e optimistas em relação às suas vidas. A maioria dos participantes sentiu que a sua força de vontade e atitude positiva em relação aos outros era um fator muito importante para tornar as suas vidas nos lares gratificantes. Embora a maioria dos participantes parecesse ser muito positiva e otimista em relação às suas vidas nos lares, um participante do estudo demonstrou uma atitude totalmente negativa em relação à vida nos lares. Este participante acreditava firmemente que não iria prosperar no lar de idosos e, por isso, expressou o seu desejo de sair no futuro. Segundo este participante, estava aborrecido e sem esperança quanto ao seu futuro; não conseguia imaginar o seu futuro neste lar. Por isso, ansiava por ir para casa um dia. A citação seguinte ilustra o seu pensamento:

"Digo-vos sinceramente que não quero mesmo viver aqui no futuro; em vez disso, quero ir para casa e viver livremente. Não tenho família nem parentes à minha volta. Tenho de ficar aqui à força até a minha nora iniciar os procedimentos para me tirar daqui. Infelizmente, acho que (...) vou ter de passar o resto da minha vida nesta casa. Acho que

vou morrer aqui. Já vi pessoas morrerem aqui e, se calhar, vai acontecer-me a mesma coisa. Ninguém foi a casa desde este sítio. Por isso, é provável que acabe por morrer aqui. Mas eu não estou pronto para morrer aqui!

CAPÍTULO VI

DISCUSSÃO

O principal objetivo do estudo era examinar a experiência dos residentes do lar de idosos em Katmandu. Uma análise mais aprofundada do estudo identificou um tema principal e cinco temas. Esta secção do estudo permitirá compreender os resultados. O estudo teve lugar em dois lares para idosos em Katmandu. Os lares para idosos nos países desenvolvidos podem ser diferentes dos lares para idosos no Nepal. Por conseguinte, os resultados obtidos noutras culturas podem ser diferentes dos do presente estudo.

Uma das principais conclusões do estudo foi que a maioria dos participantes relatou sentir-se realizado em ambos os lares de idosos. Até à data, não foi realizada investigação explícita sobre a experiência de florescimento entre os residentes de lares de idosos no Nepal; no entanto, várias conclusões de investigação de outros países parecem ser consistentes com as conclusões deste estudo. Por isso, vou alargar e iluminar as conclusões deste estudo recorrendo a outros estudos anteriores e a resultados de investigação de outros países.

Algumas das conclusões deste estudo são consistentes com estudos anteriores efectuados por Bergland e Kirkevold (2006) e Haight et al. (2002). De acordo com Bergland e Kirkevold (2006), a realização é um conceito útil para captar a experiência de bem-estar nos lares de idosos. No seu estudo, os aspectos mais importantes que contribuem para a realização são a atitude do residente em relação ao lar e a qualidade dos cuidados, no sentido de satisfazerem as suas necessidades (Bergland e Kirkevold, 2006). A "experiência de florescimento" é também coerente com um estudo anterior de Haight et al (2002), que indica que o florescimento de um residente envolve tanto o indivíduo como a sua perceção da situação de cuidados, bem como vários tipos de interacções e relações humanas, para além de factores do ambiente físico.

Outro resultado importante do estudo, "Estabelecer e fomentar relações sociais", demonstra a importância de estabelecer relações adequadas com outros residentes e com o pessoal. Isto deu aos participantes a sensação de estarem em contacto com outras pessoas no lar de idosos. A experiência de ligação e envolvimento com os outros é um aspeto importante de uma boa vida num lar de idosos (Bradshow et al., 2012). Além disso, estas ligações representavam laços sociais que reforçavam os sentimentos de aceitação ou distanciavam os residentes da vida no lar de idosos. James et al (2014) argumentam que uma boa relação social com outros residentes e funcionários pode criar um sentimento de pertença e valor e tornar a vida mais fácil, mais feliz e mais significativa para os residentes mais velhos. Isto pode satisfazer necessidades psicológicas básicas, que contribuem para o bem-estar e a realização.

Os resultados do presente estudo revelaram que a maioria dos participantes foi capaz de estabelecer e manter boas relações sociais com outros residentes e funcionários do lar de idosos. Estudos anteriores realizados em países ocidentais e asiáticos demonstraram de forma consistente que as relações sociais melhoram o bem-estar subjetivo e a satisfação com a vida e reduzem o sofrimento psicológico e a solidão dos residentes em lares de idosos (Rash, 2007, Gautam & Kai, 2007). Estes resultados são semelhantes aos do presente estudo, uma vez que vários participantes indicaram que tinham uma vida extremamente feliz e satisfeita nos lares. Também indicaram que não se sentiam sozinhos nos lares.

A presença de pares entre os residentes promove amizades, um sentimento de pertença e a certeza de ser importante para os outros (Bergland e Kirkevold, 2006). Por outro lado, a ausência de pares é prejudicial para a intimidade, o tédio, a autonomia e a identidade pessoal (Bradshaw et al., 2012). Um estudo observacional realizado nos Estados Unidos sugere que as interacções sociais recíprocas nos lares de idosos contribuem positivamente para a realização pessoal dos residentes (Rash, 2007). Além disso, estes resultados implicam que o apoio institucional dos pares pode proporcionar aos residentes de lares de idosos uma fonte adicional de apoio social e ajudá-los a lidar com os efeitos stressantes da deterioração física na saúde mental. Do mesmo modo, a existência de relações sociais com amigos da sua idade com histórias, valores e experiências semelhantes pode facilitar a compreensão dos acontecimentos da vida (Shrestha, 2010).

A maioria dos participantes neste estudo indicou que tinha boa companhia e pessoas com quem falar. Também referiram que os outros residentes eram a sua maior fonte de apoio social. Esta constatação está também em consonância com os resultados da investigação realizada por Kimondo (2012), que concluiu que ter boa companhia era um dos principais factores que contribuíam para a qualidade de vida (QV) dos residentes em lares de idosos. Do mesmo modo, também salientaram que, para muitas pessoas, a vida em grupo proporciona um sentido de relações sociais. Como a maioria dos participantes neste estudo vivia numa ala comum e em blocos, tiveram a oportunidade de manter boas relações sociais uns com os outros.

Segundo Bergland e Kirkevold (2005), as relações sociais parecem contribuir para a realização dos residentes dos lares que as consideram importantes e que são capazes de as estabelecer. Acrescentam que isso implica estabelecer contactos com outros residentes com os quais os participantes podem falar adequadamente e partilhar as suas experiências de vida num lar de idosos e das suas vidas anteriores, bem como visitar os quartos uns dos outros e passar tempo juntos, tanto no âmbito de actividades organizadas como de forma independente. Estes resultados são bastante semelhantes aos do presente estudo, uma vez que a maioria dos participantes indicou que estava habituada a partilhar os seus sentimentos e histórias das suas vidas anteriores, bem como os altos e baixos das suas vidas. Também costumavam partilhar os seus bens, comida e guloseimas, e por vezes até pequenos empréstimos.

No presente estudo, alguns participantes sublinharam a importância de manter uma boa relação com os prestadores de cuidados para a sua experiência de realização, mas, ao mesmo tempo, não mencionaram o tipo de relação que tinham com os prestadores de cuidados na ECH. No entanto, Bergland e Kirkevold (2005) afirmam que o papel dos prestadores de cuidados na realização varia.

O estudo de Bergland e Kirkevold (2006) sustenta que as visitas regulares dos membros da família contribuem para o sentimento de realização dos residentes. Infelizmente, no presente estudo, a maioria dos participantes falou muito pouco sobre a sua família ou as suas visitas. A principal razão para este facto é que a maioria dos participantes não tinha família; os que a tinham eram humilhados ou abandonados por ela. Por conseguinte, durante a entrevista, apenas um número muito reduzido de participantes falou e partilhou informações sobre as suas relações com as suas famílias e entes queridos.

De acordo com Haight et al (2002), uma relação positiva é uma dimensão do bem-estar. Caracteriza-se por relações calorosas e harmoniosas com os outros, baseadas na confiança, e é capaz de gerar uma forte empatia e afeto. Quando estes factores estão presentes no ambiente de um lar de idosos, o resultado é uma melhoria e um aumento do nível de bem-estar dos idosos aí residentes.

Outro resultado importante do estudo é o "envolvimento em actividades diárias significativas", que indica a participação ativa dos participantes em várias actividades que consideram mais interessantes, agradáveis e significativas, e que podem contribuir para a sua auto-realização. Os resultados deste estudo mostraram que a maioria dos participantes estava envolvida em várias actividades diárias organizadas pelos lares de idosos ou iniciadas pelos próprios participantes. Harmer e Orrell (2008) explicam que faz parte da natureza humana procurar actividades significativas que possam dar sentido à vida, proporcionar experiências agradáveis, melhorar a qualidade de vida e promover a saúde e o bem-estar individual. Isto é consistente com as conclusões de Bergland e Kirkevold (2006), que observaram que a participação ativa dos residentes em actividades com significado foi descrita como agradável e útil pelos residentes que puderam viver vidas gratificantes e com significado nos lares de idosos.

Um estudo anterior realizado por Anderson et al (2007) encontrou uma correlação significativa entre a capacidade de se envolver em actividades significativas e uma vida satisfatória.

Um estudo recente de Kimondo (2012) concluiu que as actividades oferecidas nos lares de idosos mantinham os residentes ocupados e ajudavam a eliminar o tédio, criando um sentido para a vida. No entanto, a falta de actividades interessantes nos lares de idosos levou a um sentimento de tédio e a uma falta de sentido na vida, que é uma das dificuldades enfrentadas pelos residentes dos lares de idosos (Kimondo, 2012).

Um estudo quantitativo transversal realizado no Nepal por Gautam e Kai (2007) concluiu que os idosos que participavam numa variedade de actividades diferentes apresentavam uma correlação significativa entre níveis mais baixos de depressão e níveis mais elevados de satisfação com a vida. Além disso, verificaram também que as actividades sociais e físicas estavam associadas a uma maior autoestima, a taxas mais baixas de institucionalização, a um menor risco de mortalidade e a taxas de sobrevivência mais elevadas. Esta conclusão também é coerente com os resultados do presente estudo, uma vez que a maioria dos participantes referiu sentir-se mais ativa, mais saudável e mais satisfeita com a sua vida no lar de idosos.

Dado que a maioria dos participantes neste estudo parecia ser ativa e bem envolvida em actividades, a maioria dos participantes no estudo também referiu que era capaz de realizar a maior parte das suas actividades diárias por si própria. Como resultado, estes participantes continuaram a passar uma grande parte do seu dia a dia envolvidos numa variedade de actividades que consideravam mais agradáveis e importantes.

A participação em várias actividades religiosas - como visitar templos, ouvir e cantar bhajans (canções religiosas), assistir a pujas (orações e adoração de deuses e deusas), ouvir histórias religiosas contadas por sacerdotes hindus e ler livros religiosos - foram as actividades mais preferidas e significativas, e foram as mais apreciadas por muitos dos participantes no estudo. De acordo com Hadaway (1978), as crenças religiosas oferecem uma explicação do significado fundamental da vida e sempre foram uma fonte viável de significado na vida das pessoas através de crenças positivas, rituais, símbolos, tradições e apoios. Assim, a necessidade de gerar significado pode tornar-se mais importante numa idade mais avançada, à medida que os papéis e as oportunidades sociais diminuem e a morte se aproxima (Hadden, 1995). Esta constatação é coerente com o estudo anterior de Gautam e Kai (2007), que concluíram que as pessoas idosas no Nepal participam mais em actividades sociais e religiosas do que as pessoas de outras faixas etárias, principalmente porque não têm tantas obrigações como os jovens. Acrescentam que a participação em eventos tradicionais e culturais é uma atividade importante para os idosos nepaleses, porque na sociedade hindu do Nepal, os eventos tradicionais e culturais são considerados actividades religiosas. Gautam e Kai (2007) também descobriram que a participação de adultos nepaleses mais velhos em actividades religiosas estava associada a resultados como o aumento do bem-estar subjetivo, a redução da depressão, o aumento da satisfação com a vida e da autoestima, uma melhor perceção da saúde e taxas mais baixas de suicídio ou de sofrimento emocional.

Um estudo de Ellison e George (1994) mostrou que, à medida que as pessoas envelhecem, podem afastar-se de certas actividades, como a frequência da igreja. Ao mesmo tempo, revelam um interesse crescente por práticas religiosas pessoais, como estudar a Bíblia, ver programas religiosos na televisão ou ouvi-los na rádio, ou rezar uma ou mais vezes por dia, o que aumenta regularmente a partir dos 65 anos e atinge os níveis mais elevados entre as pessoas com mais de 75 anos.

Um estudo qualitativo realizado no Nepal por Shrestha (2010) mostrou que as tradições culturais baseadas nos princípios hindus têm um impacto na qualidade de vida dos idosos. A autora encontrou níveis mais elevados de qualidade de vida nos participantes idosos que relataram níveis mais elevados de empenhamento religioso. Além disso, verificou também que os participantes que viviam no OAH utilizavam a sua fé religiosa como fonte de conforto na velhice. No Nepal, onde a religião hindu é dominante, todos os participantes seguem a religião hindu. Assim, a maioria dos participantes no presente estudo expressou a sua profunda crença e fé em Deus. Ao mesmo tempo, também acreditavam que, devido à misericórdia e às bênçãos de Deus, nunca teriam de enfrentar quaisquer dificuldades ou situações stressantes nas suas vidas. Esta constatação é coerente com o modelo de Wheaton (1983) dos "efeitos da religiosidade" de dissuasão da angústia. Neste modelo, as pessoas religiosas parecem ter mais probabilidades de serem optimistas do que as pessoas não religiosas. Os efeitos da religiosidade são, portanto, vistos como directos e aditivos, compensando os efeitos negativos do stress e da depressão. Shrestha (2010) concluiu que as crenças e práticas religiosas, bem como a espiritualidade, têm um impacto positivo no bem-estar geral das pessoas idosas.

Nos resultados deste estudo, a maioria dos participantes afirmou que gostava de praticar ioga e meditação todos os dias no lar de idosos. Sentiram também que o ioga e a meditação os ajudavam a ser saudáveis, activos, descontraídos e livres de stress mental. Um estudo anterior de Basavarddi et al (2013) mostrou os efeitos benéficos de seis meses de intervenção baseada no ioga na saúde física, na saúde psicológica, nas relações sociais e nos domínios ambientais da qualidade de vida dos residentes de lares de idosos. Além disso, verificou-se também que os participantes no grupo de ioga registaram uma melhoria significativa na qualidade total do sono dos residentes de lares de idosos. A meditação é uma forma de oração hindu (Manjunath, 2005). Por conseguinte, considera-se que o ioga e a meditação melhoram a saúde e a sensação de bem-estar dos idosos (Manjunath, 2005).

Um estudo anterior de Anderson et al (2007) concluiu que a maioria dos residentes de lares de idosos passava a maior parte do tempo nos seus quartos, isolados, sentados sozinhos ou a fazer pouco ou nada. Harper Ice (2002) também refere que a vida quotidiana num lar de idosos é frequentemente caracterizada pelo tédio e pela solidão, por um sentimento de impotência e por poucas oportunidades para os residentes criarem uma vida com significado. Para além disso, a perda de autonomia e de autodeterminação, aliada ao enfraquecimento das relações sociais e da sua rede social, também contribuiu para o isolamento social e a depressão. Em contraste com estes resultados, no presente estudo, a maioria dos participantes tentou encontrar um sentido para as suas vidas através de actividades úteis e significativas, em vez de não fazer nada. Assim, a maioria passava a maior parte do tempo a conversar com outros residentes, a sentar-se no pátio e a apanhar sol, a fazer fios sagrados para adorar Deus, por vezes a ver televisão e a ouvir canções populares nepalesas e, por vezes, a cuidar de outros residentes doentes ou deficientes. No entanto, a maior parte dos residentes preferia dedicar-se aos seus interesses e actividades preferidos. Haight et al (2002) referem que, devido a barreiras relacionadas com a sua saúde ou a supostas limitações do ambiente, os residentes podem ficar desinteressados. Esta constatação também é coerente com os resultados do presente estudo, uma vez que alguns participantes referiram que gostavam de se dedicar às suas actividades favoritas, como os passeios matinais, o ioga e a meditação. No entanto, devido aos seus problemas de saúde, não podiam praticar essas actividades com regularidade.

Harmer e Orrell (2008) defendem que a maior parte do pessoal dos lares de idosos deve reconhecer a importância de identificar as preferências, competências e capacidades individuais de cada residente, uma vez que isso tem um impacto direto no seu nível de envolvimento nas actividades. As capacidades de um residente são um meio de contribuir para o seu próprio bem-estar. As rotinas diárias e as actividades organizadas por ambos os lares eram muito simples e flexíveis; a maioria dos participantes neste estudo afirmou que era livre de escolher qualquer atividade de acordo com os seus desejos, interesses e nível de capacidade em ambos os lares. Esta conclusão é coerente com um estudo recente de Murphy et al (2006), que salienta que os residentes devem poder manter ou melhorar o seu atual nível de independência, fazendo o que podem fazer por si próprios. Andersen et al (2007) salientam igualmente que os residentes valorizam as actividades que lhes permitem sentir-se com poder ou que lhes dão escolha e um sentido de autonomia pessoal.

Outro resultado importante deste estudo, "viver uma vida feliz e melhor", indica que a maioria dos participantes estava feliz e satisfeita com a sua vida atual no CEH. Todos os residentes satisfeitos (exceto um) tinham estado envolvidos na decisão de se mudarem para o lar, porque a mudança para o lar era muito necessária para eles, uma vez que tinham sido negligenciados e abandonados pelas suas famílias e entes queridos, e alguns deles estavam também sem abrigo e desamparados. Alguns investigadores associaram o envolvimento na decisão de mudar para um lar de idosos à satisfação com a vida num lar de idosos (Anderson et al., 2007; Bradshaw et al., 2012). Anderson et al. (2007) referem que os participantes que desempenham um papel nesta decisão sentem poder e controlo sobre as suas vidas, o que pode contribuir para a sua satisfação. Isto também é consistente com os resultados de Kimondo (2012), que constatou que a saúde precária, a insegurança, o medo de viver sozinho, a falta de companhia, a rutura familiar ou a falta de abrigo foram as principais razões apresentadas pelos idosos para entrar num lar de idosos.

A maioria dos participantes neste estudo explicou que, depois de chegarem ao lar, as suas vidas tinham mudado drasticamente e que estavam felizes e satisfeitos. Disseram também que as boas instalações, a alimentação, o vestuário, a medicação, os cuidados e outras comodidades, bem como as actividades religiosas e outras actividades diárias significativas, ajudaram a tornar a sua estadia nos lares mais fácil. Este facto é consistente com a investigação anterior de Fiveash (1998), que concluiu que, para muitos residentes, a melhor caraterística de viver em lares era o facto de as suas necessidades diárias serem satisfeitas e cuidadas.

A importância de um "ambiente atrativo, limpo, espaçoso e acolhedor" (Bergland e Kirkevold, 2006) e de ter o seu próprio quarto e casa de banho, espaço de arrumação suficiente e um local tranquilo (Bradshaw, 2012) foram destacados como fundamentais para aumentar o sentimento de privacidade, pertença e autonomia dos residentes, que Bergland e Kirkevold (2006) sugerem estar associado à felicidade dos residentes e a uma vida bem sucedida no lar de idosos. Este facto contrasta com o presente estudo, em que a maioria dos participantes não falou muito sobre o ambiente físico do lar de idosos. Apesar de viverem numa sala comum e num bloco com os outros residentes, não se queixaram do seu espaço de vida. Pelo contrário, consideravam-se sortudos por terem um sítio tão bom para viverem o resto das suas vidas.

A maioria dos participantes também afirmou que a mudança para o lar de idosos os fez sentir mais seguros do que quando viviam na sua própria casa. Muitos participantes expressaram um sentimento de insegurança e ansiedade quando viviam com os seus entes queridos. Esta constatação é coerente com um estudo irlandês efectuado por Galvin e Deroiste (2005). Estes autores constataram que uma das principais vantagens de viver num centro de cuidados continuados era a sensação de segurança que este proporcionava. O valor da segurança foi também referido por Shrestha (2010), que realizou um estudo qualitativo no Nepal, no qual se concluiu que, sobretudo para as mulheres, a segurança e a proteção nos lares de idosos são consideradas muito importantes.

No entanto, embora a maioria dos participantes no presente estudo parecesse feliz e satisfeita com a vida nos lares, um deles expressou insatisfação porque a sua mudança para o lar foi indesejada e involuntária. Esta conclusão é consistente com um estudo anterior efectuado por Fiveash (1998), que realizou um estudo para explorar as experiências dos residentes em lares de idosos na Austrália. O estudo concluiu que os residentes que declararam estar num lar contra a sua vontade "achavam difícil viver com outras pessoas num espaço público onde o pessoal determina quando os residentes acordam, vão dormir, o que comem e quando tomam banho e se vestem".

Outras razões que explicam a insatisfação deste participante com a vida no lar são o facto de ainda não poder desenvolver uma relação próxima com ninguém e de não receber o nível de serviços prometido, incluindo cuidados de enfermagem quando estava doente. Por conseguinte, considera que a sua vida no lar é pior do que antes e continua a desejar regressar a casa onde possa viver livremente. Esta constatação é coerente com um estudo anterior de Bergland e Kirkevold (2006), que concluíram que os residentes que estão determinados a não prosperar no lar parecem incapazes de prosperar e, por conseguinte, mostram um forte desejo de deixar o lar. Esta constatação é igualmente coerente com o estudo anterior de Haight et al (2002), que sublinha que os idosos devem ser capazes de desenvolver e manter relações saudáveis, ter auto-confiança e estar geralmente satisfeitos com as suas vidas. Um ambiente humano negativo pode erguer barreiras ao florescimento e essas barreiras podem, de facto, contribuir para a FTT.

Anderson et al (2007) descrevem que ter alguém com quem falar, ouvir e apoiar é um fator importante para se sentir confortável e seguro, mas que experiências negativas como sentimentos de solidão, desamparo, aborrecimento ou dependência fazem com que os residentes que vivem em lares de idosos fiquem insatisfeitos e queiram regressar a casa. Além disso, Anderson et al (2007) sugerem que, nesta situação, o pessoal desempenha um papel importante na ajuda aos residentes, avaliando as suas reacções às situações no lar. Além disso, deve responder às necessidades dos residentes, comunicando com eles, apoiando-os, ajudando-os a resolver os seus problemas e encontrando uma estratégia de sobrevivência adequada.

Outro resultado do estudo, "sentir-se respeitado e valorizado", revelou a experiência dos participantes de serem tratados e considerados importantes e valiosos em relação aos outros. Neste estudo, a maioria dos participantes referiu que era tratada por toda a gente como um idoso de grande valor, com respeito e dignidade. Apesar de a maioria dos participantes ter tido vidas muito difíceis e ter sido mesmo abandonada pelas suas famílias e entes queridos, sentiram-se respeitados como seres humanos por toda a gente após a sua chegada aos lares. Esta constatação é coerente com um estudo anterior de Agrich (1990), que descreve que os residentes de lares de idosos têm o direito tácito de serem tratados de uma forma que os faça sentir confortáveis e de serem considerados como seres humanos com qualidades e capacidades únicas e integrais. A sua singularidade deve, por conseguinte, ser respeitada (Agrich, 1990). Quando os residentes são respeitados e valorizados, sentem-se seguros e cuidados (Anderberg et al., 2007) e ficam gratos pelos cuidados que recebem. Franklin e Nordenfelt (2006) sublinharam a importância de preservar a identidade e a integridade das pessoas idosas. Também sublinharam que o respeito é vital para que os seres humanos sintam que a sua dignidade é respeitada e mantida. Anderson et al (2007) sugerem que os enfermeiros poderiam melhorar a qualidade dos cuidados nos lares de idosos se prestassem mais atenção à autoestima, à dignidade e à autonomia dos residentes.

Alguns estudos anteriores mostraram que os residentes em lares de idosos tentam preservar a sua dignidade através de várias estratégias de coping, tais como ajustar e aceitar situações que possam surgir, concentrar-se nas coisas alegres da vida, comparar-se com outros cuja saúde é pior do que a sua, defender-se a si próprios, ajudar outros residentes ou manter a normalidade (Pearson, 1998; Dwyer et al., 2009; Hall et al., 2009). Estes resultados são consistentes com os do presente estudo, uma vez que a maioria dos participantes referiu ser ativa e estar habituada a participar em várias actividades diárias. Além disso, estavam habituados a ajudar e a cuidar de outros residentes doentes e deficientes nas suas actividades diárias, o que lhes dava grande satisfação e um sentimento de louvor e dignidade. Hall et al (2009) também salientam que, como muitos residentes de lares de idosos passam o resto das suas vidas no lar, a preservação da dignidade pessoal tornou-se um objetivo importante dos cuidados nos lares de idosos.

Vários estudos demonstraram igualmente que a dignidade pessoal dos residentes pode ser preservada ou reforçada apoiando a autonomia da pessoa, prestando-lhe cuidados individualizados, devolvendo-lhe o controlo, defendendo os seus interesses e ouvindo-a atentamente (Oosterveld-vlug et al., 2013, e Anderberg 2007). Por exemplo, podiam escolher as suas actividades diárias, as suas refeições, o seu vestuário e até as suas pequenas saídas, visitas ao templo, etc. (Oosterveld-vlug et al., 2013, e Anderberg 2007). Também referiram que todo o pessoal tinha ouvido com simpatia os seus problemas e tentado resolvê-los o mais possível, que tinham conversado com eles e que tinham cuidado deles. Consequentemente, a maioria dos participantes sentiu que todo o pessoal os respeitava e valorizava.

O resultado final deste estudo, "sentimentos de otimismo em relação à vida nas casas de abrigo", revela a elevada autoestima, autoconfiança, fé e atitude positiva dos participantes em relação à vida nas casas de abrigo. Este resultado também reflecte a aceitação e adaptação positivas e bem sucedidas dos participantes à vida em instituições de acolhimento. Esta atitude positiva e otimista em relação à vida nos lares pode dar um contributo muito importante para a sua experiência de realização.

Neste estudo, a maioria dos participantes mostrou-se muito positiva e otimista em relação à sua vida no lar de idosos. Concordaram que o lar de idosos era o melhor e mais adequado local para viver e passar o resto das suas vidas. Afirmaram também que o seu lar atual era a sua casa permanente. Também estavam preparados para realçar os aspectos positivos dos lares de idosos, tais como serem bem tratados, terem boa companhia, usufruírem de todas as necessidades básicas, tais como alimentação, vestuário, alojamento, cuidados pessoais, interação social e compromissos religiosos. Estes resultados são consistentes com um estudo anterior de Bergland e Kirkevold (2006), que concluíram que as atitudes mentais positivas dos residentes em relação à vida nos lares de idosos eram o aspeto central e mais profundo da realização. Além disso, também salientaram que os residentes com atitudes mentais positivas que tinham tomado uma decisão ativa e deliberada de prosperar no lar de idosos afirmaram que o lar de idosos era o único lugar possível e melhor para viverem para o resto das suas vidas, devido à deterioração da sua saúde e à redução do seu nível de funcionamento.

Por outro lado, num estudo recente realizado na Coreia por Chang (2013), foi identificado que os residentes no seu estudo definiram os lares de idosos não como casas permanentes, mas como uma "residência temporária antes da morte". Outro estudo de Dorman e Rantz (2000) afirma que um lar de idosos é "um lugar para descansar no fim da vida ou um lugar para se preparar para a morte".

Os resultados do presente estudo mostram que muitos dos participantes enfrentaram muitos problemas e dificuldades ao longo das suas vidas, pelo que encararam as suas vidas no contexto da ECH de uma forma muito positiva e otimista. Esta constatação é corroborada por Doran & Rantz (2000), que salientam que as pessoas que lidam com a perda e outras dificuldades nas suas vidas com otimismo e esperança tendem a experimentar níveis mais elevados de bem-estar.

CAPÍTULO VII

PONTOS FORTES E LIMITAÇÕES DO ESTUDO

7.1 Destaques

Um dos pontos fortes deste estudo é que, embora existam muito poucos estudos anteriores, é o primeiro estudo atual, tanto quanto sabemos, a examinar as opiniões dos residentes sobre as suas experiências de vida em lares para idosos em Katmandu. Isto deve-se provavelmente ao facto de o conceito de envelhecimento e de viver em lares de idosos ser ainda um fenómeno novo no Nepal. Consequentemente, muitos idosos no Nepal não conseguem sequer imaginar a sua vida futura num lar de idosos. A maioria dos nepaleses só ouviu falar dos aspectos negativos da vida num lar. Por conseguinte, os resultados deste estudo podem realçar as opiniões positivas dos residentes idosos relativamente à sua experiência de vida num lar de idosos. No entanto, os resultados do estudo, embora limitados no seu âmbito, podem fornecer algumas informações sobre as razões pelas quais as pessoas idosas decidem mudar-se para um lar de idosos. Outro aspeto importante é o facto de este estudo ter sido realizado inteiramente pelo próprio investigador. Assim, tentou-se eliminar a possibilidade de interpretações erróneas ao longo do processo de estudo.

7.2 Limites

Uma vez que o objetivo da investigação qualitativa não é generalizar as conclusões, mas adquirir e gerar uma compreensão e um conhecimento aprofundados de experiências humanas únicas (Patton, 1990), os resultados deste estudo não podem ser generalizados. No entanto, podem ser aplicados a um contexto semelhante. Este estudo é limitado pela pequena dimensão da amostra, pelo que são necessários mais estudos semelhantes noutros contextos e com uma amostra de maior dimensão.

Outra possível limitação do estudo é o facto de as experiências dos residentes sobre a vida num lar de idosos poderem, por vezes, depender do ambiente externo e interno do lar em questão, por exemplo, da sua dimensão ou localização. Os dois lares de idosos incluídos neste estudo situavam-se na mesma cidade urbana de Katmandu. Se o estudo tivesse sido realizado noutra cidade rural, os resultados poderiam ter sido diferentes. No entanto, com uma abordagem fenomenológica e hermenêutica, o objetivo não é comparar as experiências dos residentes em diferentes lares de idosos, mas sim proporcionar uma visão e compreensão das experiências dos residentes sobre a vida nos lares de idosos em geral.

Os participantes no estudo foram seleccionados a partir de um pequeno grupo de pessoas e principalmente devido às suas boas capacidades verbais e à sua reduzida fragilidade. Se o estudo tivesse envolvido participantes doentes e frágeis, poderiam ter sido explorados diferentes pontos de vista e experiências. Além disso, neste estudo, todas as entrevistas foram efectuadas em nepalês e depois transcritas para inglês. Durante a transcrição, pode ter-se perdido alguma informação importante dos participantes. No entanto, o investigador esforçou-se por captar toda a informação, ouvindo atentamente todas as gravações várias vezes até que a transcrição de toda a gravação estivesse concluída. Por conseguinte, este processo demorou mais tempo do que o previsto. Além disso, a calendarização do estudo também me impediu de entrevistar os participantes mais do que uma vez. Outra grande dificuldade com que me deparei no decurso do estudo foi a falta de estudos anteriores no contexto nepalês para apoiar as questões deste estudo.

CAPÍTULO VIII

CONCLUSÃO

Este estudo foi efectuado em dois abrigos em Katmandu, no Nepal. Permitiu uma melhor compreensão das experiências e pontos de vista dos residentes dos abrigos em Katmandu. Os resultados do estudo confirmaram as experiências positivas dos residentes nos lares de acolhimento. A maioria dos participantes estava muito feliz e satisfeita com a sua vida atual nos dois lares. Apenas um participante se mostrou completamente negativo e insatisfeito com a sua vida no lar de idosos, embora estivesse ansioso por regressar a casa. Além disso, a vida em ambos os lares era aceitável para a maioria dos participantes, uma vez que muitos deles tinham passado por muitas dificuldades e sofrimentos antes de serem admitidos no lar. Os resultados deste estudo podem ajudar a melhorar as condições de vida dos residentes dos lares de idosos no futuro.

No Nepal, ainda não existe conhecimento sobre a experiência de viver no SGA na perspetiva dos residentes. Por conseguinte, presume-se que a exploração da experiência real dos residentes no lar de idosos desempenha um papel importante na melhoria da sua experiência nos lares de idosos, bem como na melhoria da sua qualidade de vida (Shrestha, 2010). Por conseguinte, justifica-se a realização de mais investigação sobre a experiência dos idosos nepaleses residentes em diferentes lares de idosos no Nepal. Este estudo também sugere que ainda há espaço para melhorias em ambos os tipos de CPE, bem como nos cuidados de enfermagem, uma vez que a maioria dos participantes expressou o desejo de ter cuidados de enfermagem de boa qualidade quando estão doentes.

REFERÊNCIAS

- Acharya, P. (2007). Old people and old age homes: A Survey from Kathmandu (Pessoas idosas e lares de idosos: um inquérito em Katmandu). *Dhaulagiri Journal of Sociology and Anthropology,* 15 (2), 211-221.
- Agich, G.I., (1990). *Researching Autonomy in Long-term Care.* Hastings center research, 20(6), 12-17.
- Anderberg, P., Lepp, M., Berglund, A.L., e Segesten, K. (2007). Preservar a dignidade na prestação de cuidados a idosos: análise de conceitos. *Journal of Advanced Nursing,* 59 (6), 635-643.
- Anderson, I., Petterson, E. e Sidenvall, B. (2007). A vida quotidiana após a mudança para um lar de idosos: experiências de pessoas idosas, familiares e pessoa de contacto. *Journal of Clinical Nursing,* 16, 1712-1718.
- Bailey, J. (2008). Primeiros passos na análise de dados qualitativos: transcrição. *Family Practice,* 25, 127-135.
- Baillie, L. (2009). A dignidade do doente num hospital de agudos: um estudo de caso. *Revista Internacional de Estudos de Enfermagem,* 46(1), 23-36.
- Bergland, A. e Kirkevold, M. (2006). Thriving in Nursing Homes in Norway: Contributing aspects described by residents. *Revista Internacional de Estudos de Enfermagem,* 43, 681-691.
- Bergland, A. e Kirkevold, M. (2005). Resident- Caregiver Relationships & Thriving Among Nursing Home. *Resident Research in Nursing and Health,* 28, 365-375.
- Basavanthappa, B.T. (2009). *Investigação em enfermagem.* Jaypee Brothers. New Delhi. Editora médica Jaypee.
- Bassavardi, I.V., Thirthalli, J., Varghese,M., & Gangadar, B.N. (2013). Efeitos de uma intervenção de ioga na saúde e qualidade de vida em adultos mais velhos: A randomized

ensaio controlado. *Indian Journal of Psychiatry,* 55(3), 364-369.

- Bradshow, S.N., Playford E.D., & Riazi, A (2012). Viver bem em lares de idosos: Uma revisão sistemática de estudos qualitativos. *Age and Aging,* 41 : 429-440.
- Camic, P.M. e Yardley, L. (2003). *Investigação Qualitativa em Psicologia. Expanding Perspectives in Methodology and Design.* American Psychological Association, Washington D.C.
- Chalise, H.N. (2006). Demographic situation of ageing population in Nepal (Situação demográfica do envelhecimento da população no Nepal). *Kathmandu University Medical Journal*, vol 4, issue (3), no 15, 354-362.
- Chang, S. J. (2013). Experiências vividas de residentes de lares de idosos na Coreia. *Investigação Asiática em Enfermagem,* 7 (2013) 83-90.
- Chan, C.Y. e Fung, Y.L. (2013). Bracketing na fenomenologia: apenas considerado no processo de recolha e análise de dados? *The Qualitative Report,* 18 (59), 1-9.
- Chenitz, W.C. (1983). Entry into a nursing home as a status passage: a theory to guide nursing practice. *Geriatric Nursing*, 10, 92-97.
- Chitrakar, K. (2011). Population Aging in Nepal (Envelhecimento da população no Nepal). *Jornal Nepalês de Gerontologia,* 19 (4), 492-506.
- Dorman, M.K. e Rantz, M. (2000). Aging in place. A new model for long-term care. *Nursing Home Admission Quarterly,* (primavera); 1-11.
- Dowling, M. (2005). De Husserl a Van Manen. A review of different phenomenological approaches. *Revista Internacional de Ciências de Enfermagem*, 44, 131142.
- Dwyer, L., Andershed, B. e Temested, B. (2009). Dignity as experienced by nursing home staff. *International Journal of Older People Nursing*, 4 (3), 185193.
- Ellison, C.G., & George, L.K. (1944) Religious involvement, social ties and social support in a Southeastern community. *Journal for the Scientific Study of Religion,* 33 (1), 46-61.

- Fiveash, B. (1998). The experience of nursing living. *Revista Internacional de Prática de Enfermagem,* 4, 166-174.
- Franklin, L.L., e Nordenfelt, L. (2006). Opiniões sobre a dignidade dos idosos residentes em lares de idosos. *Nursing Ethics ;* 25 (2) : 125-138.
- Galvin, C. e Deroiste, A. (2005). "Living in care: Older persons experiences of nursing homes" [Viver sob cuidados: experiências de idosos em lares de idosos]. *Irish Journal of Applied Social Studies,* (Vol. 6, issue 1, article 6), Retrieved from: http://arrow.dit.ielijass/vol6/iss1/6.
- Gautam, R. e Kai, I. (2007). Leisure and religious activity participation and mental health: gender analysis of older adults in Nepal. *BMC Public Health,* 7, 299-310.
- Centro Geriátrico do Nepal (GCN) (2010). *Relatório sobre a situação dos idosos (60+) no Nepal.* Retirado de: http/www.globalizing.org/health/world/2010/Nepal.
- Ghimire, R. (2007). Older Windows Experience of Living alone at Home. *Journal of Nursing Scholarship*, 26 (5), 296-301.
- Gubrim, J.F. e Stein, J.A. (2001). *Hand Book of Interview Research Context and Method*, Thousand Oaks, CA: Sage.
- Hadaway, C.K. (1978). Life satisfaction and religion. A *Re-analysis of Social Forces,* 57 (12), 636-643.
- Hadden, J. K (1995) Religion and the quest for meaning and order. *Sociological Focus,* 28 (1), 83-100.
- Haight, B.K., Barba, B.E., Courts, N.F. e Tesh, A.S. (2002). Thriving: A life span theory. *Journal of Gerontological Nursing*, 23 (3), 14-22.
- Hall, S., Longhurst, S. e Higginson, I. (2009). Viver e morrer com dignidade: um estudo qualitativo dos pontos de vista de pessoas idosas em lares de idosos. *Age and aging,* 38, 411-416.
- Harmer, B.J., e Orrell, M. (2008). What are meaningful activities for people with

dementia living in care Homes? A comparison of views of older people with dementia, staff and family care givers. *Aging and Mental Health,* 12 (5), 548-558.

- Harper-Ice, G. (2002). A vida quotidiana num lar de idosos. Terá mudado em 25 anos? *Journal of Aging Studies,* 16, 345-359.
- James, I., Blomberg, K., & Annica, K. (2014). Vida quotidiana significativa em enfermagem.

o lar - um lugar de acolhimento e um espaço de liberdade: um estudo participativo de reflexão-ação apreciativa. *BMC Enfermagem,* 13-19. Obtido de: http://www.biomedcentral.com/1472-6955/13/19.

- Kafle, N.P. (2011). Método de investigação fenomenológica hermenêutica simplificada. Bodhi. *An Interdisciplinary Journal,* 14 (2), 171-196.
- Khanal, R.P. (2010). Social Inclusion and Nation Building in Nepal (Inclusão social e construção da nação no Nepal). *Jornal de Gerontologia do Nepal;* 9 (2), 50-60.
- Kimondo, J.W. (2012). Benefícios e desafios enfrentados pelos idosos que vivem em lares de idosos. *Serviço de Atendimento ao Idoso e Envelhecimento Humano.* Tese de doutoramento.
- Kvale, S. e Brinkmann, S. (2009). *Entrevistas. Segunda edição. Learning the craft of Qualitative Research Interviewing.* Thousand Oaks, CA: Sage Publications.
- Kvale, S. (1996). *Interviewing: An Introduction to Qualitative Research Interviewing. Thousand Oaks*, Califórnia: Sage.
- Kvale, S. (2007). *Realização de entrevistas. The Saga Qualitative Research, Kit.* Londres: Sage.
- Lindseth, A. e Norberg, A. (2004). A Phenomenological Hermeneutical Method for Researching Lived Experience. *Scandinavian Journal of Caring Science,* 18 (2), 143-153.
- Malterud, K. (2012). Condensação sistemática de texto: uma estratégia para análise

qualitativa. *Scandinavian Journal of Public Health;* 40: 795-805.

- Manjunath, N.K. (2005). Influência do ioga e da ayurveda na saúde de uma população geriátrica. *Indian Journal of Medical Research,* 121, 683-690.
- Munhall, P. (2009). Considerações éticas na investigação qualitativa. *Western Journal of Nursing Research,* 10 (2), 150-162.
- Murphy, K., Shea, O.E., e Cooney, A. (2006). Quality of life of older people living in long-stay institutions in Ireland (Qualidade de vida dos idosos que vivem em instituições de longa permanência na Irlanda). *Journal of Clinical Nursing.* Doi 101-111/j.13652702.2006.01865.x acedido em 10 de setembro de 2014.
- Nay, R. (1995). A perceção dos residentes de lares de idosos sobre a deslocalização. *Journal of Clinical Nursing*, 4, 419-325.
- Nepal, Relatório CBS, (2011). Ministério da Saúde e da População. Relatório do Gabinete Central de Estatística do Nepal. [th]Obtido em 10 de setembro de 2014 de: http/www.monp.gov.np/Nepal population report.
- Newman, C. (2010) Cashin, A. & Water, C., (2010). Uma Abordagem Fenomenológica Hermenêutica Modificada para Indivíduos com Autismo. *Investigação em Enfermagem e Saúde,* 23 (8), 265-271.
- Nordenfelt, (2004). As Variedades de Dignidades. *Análise dos Cuidados de Saúde*, 12 (2), 6981.
- Oosterveld-vlug, M., Pasman, W.R., Gennip. E.V., Philipsen, D.O. (2013). Opinião do pessoal do lar de idosos sobre a dignidade dos residentes: um estudo qualitativo. *BMC Health Service Research,* 13, 353-360.
- Orb, A., Eisenhower, I., & Wynaden, D. (2000). Ética na Investigação Qualitativa. *Journal of Nursing Scholarship,* 33 (1), 93-99.
- Patton, M.Q. (1990). [nd]*Qualitative Evaluation and Research Methods* (2 ed.) Newbery Part, CA: Sage.

- Pearson, A. (1998). Enfermagem a idosos. Aprender com a experiência. *Revista Internacional de Prática de Enfermagem,* 4(1), 45-53.
- Polónia, B.D. (1995). Transcrição. Transcription quality as an aspect of rigor in qualitative research. *Qualitative Inquiry,* 1, 290-310.
- Polit, D.F., & Back, C.T. (2004). Nursing Research; Principles and methods; Philadelphia. J.B. Lippincott Company.
- Polkinghorne, D.E. (1989). Phenomenological research methods. Em R.S. Valle & S. Halling (eds.). *Existential- Phenomenological perspectives in Psychology.* Nova Iorque: plenum.
- Pun, D.P., e Pandey, R. (2009). Social Change and the Senior Citizen in Nepal. *Um estudo de caso da sua exclusão socio-espacial.* Bolsa de investigação.
- Rash, E.M. (2007). Apoio social na população idosa de lares de idosos. Manifestação e influências. *The Qualitative Report,* 12 (3), 375-390.
- Ricoeur, P. (1976). A teoria da interpretação. *Discourse and the surplus of meaning.* Texas University Press, Fort Worth, 71-88.
    - Robert, C. (2007). Análise de dados qualitativos. *Transcrição do discurso falado.* Projeto de dados FDTL. Obtido de : http://www.kclac.uk/schools/sspp/ednctation/research/project/data qual.html.
- Ryan, G.T. (2011). A investigação e o papel da pré-compreensão: uma análise pessoal. *New Zealand Journal of Teachers Work,* 8 (2), 220-228.
- Shrestha, S. (2010). Qualidade de vida das mulheres idosas nepalesas. *Tese de doutoramento em psicologia.* Universidade Estadual da Pensilvânia, EUA.
- Shrestha, S. e Zarit, S.H. (2012). Análise cultural e contextual da qualidade de vida. *Journal of Cross-cultural Gerontology;* 27 (2), 163-182.
- Subedi, B. P. (2008). The Geo-demographic Content of Population Aging in Nepal (O conteúdo geodemográfico do envelhecimento da população no Nepal). Departamento

Central de Geografia T.U, 23(2), 423-439.

- Tiwari, S. (2010). An Audit of Five Old Age Homes in Nepal [Auditoria de cinco lares de idosos no Nepal]. *Tese apresentada na Universidade de Aberdeen,* Departamento de Saúde Pública.
- Upadhya, B. (2004). Older people and contemporary realities: The activities of older people in Nepal. *Oxford: Oxford Institute of Aging,* Universidade de Oxford.
- Van Manen, M. (1997). Investigação sobre a experiência vivida. nd*Human Science for an Action Sensitive Pedagogy* (2 ed.) (Canadá): The Altho use press.
- Weaton, B (1985). Model of the stress-buffering functions of coping resources. *Journal of Health and Social Behavior,* 26, 352-364.

APÊNDICE A

GUIA DE ENTREVISTA

1. Como é que os residentes idosos estão a lidar com a transição para o ECH?	2. Como é que os residentes vivem a vida na ECH?
mo é que foi mudar-se para este lar de idosos? rque é que veio para cá? ıe diferenças notou entre a vida no seu país e a vida aqui?	> O que é que acha da vida na este cuidado? (Pode dizer-me a sua experiência de vida neste lar de idosos)? Como é o seu dia a dia neste lar de idosos? Como vê as perspectivas futuras da sua vida nesta casa?

APÊNDICE B

CARTA DE INFORMAÇÃO E CONSENTIMENTO DOS PARTICIPANTES

Pedimos-lhe que participe no estudo "Experiências dos residentes de um lar de idosos (OAH) em Katmandu".

Contexto e objetivo: Sou enfermeira de profissão e este estudo faz parte do meu programa de mestrado em Ciências Sociais e da Saúde na Universidade de Stavanger. O objetivo deste estudo é examinar as experiências de vida dos idosos residentes num lar de idosos em Katmandu. A sua participação neste estudo ajudar-nos-á a compreender como vivem as pessoas idosas num lar de idosos. Os resultados deste estudo poderão ajudar-nos a melhorar as condições de vida nas OAHs no futuro.

O quê, como : O estudo implica a sua participação numa entrevista. A entrevista durará cerca de 50 a 60 minutos e as perguntas incidirão sobre a forma como vive no OHA. Depois de ter confirmado a sua participação junto do responsável do OHA, poderei contactá-lo para marcar a entrevista. A entrevista realizar-se-á no OHA. Toda a entrevista será gravada em fita áudio, para me ajudar a recordar o que foi dito quando analisar a entrevista numa fase posterior.

Possíveis vantagens e desvantagens: Não se conhecem quaisquer vantagens ou desvantagens em participar no estudo. No entanto, as experiências que partilhar podem contribuir para uma melhor compreensão da vida numa OHA. Esta informação pode ser novamente utilizada para melhorar as condições de vida na OHA no futuro. Se optar por não participar, isso não afectará a sua vida quotidiana na OHA.

O que acontece às suas informações? As informações que fornecer serão utilizadas apenas para estudar as suas experiências de vida numa OHA. Todos os dados serão anónimos e as informações serão tratadas de forma confidencial. Eu serei a única pessoa com acesso à lista de nomes que liga os dados aos participantes neste estudo. As gravações áudio e as transcrições serão guardadas em segurança num armário fechado à chave, com acesso restrito ao autor. Todas as entrevistas, gravações e notas serão eliminadas após a conclusão do estudo. Em nenhuma circunstância será possível identificá-lo no trabalho final.

Participação voluntária

A participação neste estudo é inteiramente voluntária e o candidato tem o direito absoluto de retirar a sua participação em qualquer altura, sem qualquer motivo ou consequência. Se decidir participar neste estudo, assine o formulário de consentimento em anexo e entregue-o no gabinete do seu superior hierárquico. Para mais informações, contacte-me em 9841441086/9841249292 ou minabhandari_690@hotmail.com.

Este estudo foi submetido para aprovação ao Serviço Norueguês de Dados de Ciências Sociais (NSD) na Noruega, bem como ao Governo do Nepal, ao Ministério da Mulher, da Criança e da Segurança Social, ao Centro de Segurança Social, Pashupati, Katmandu, e à Fundação Siddhimemorial (SMF), Bhaktapur.

Com os meus melhores cumprimentos,

Mina Bhandari

Estudante de mestrado em ciências sociais e da saúde

Formulário de consentimento

Declaro que recebi informações sobre o estudo "Experiências dos residentes de um lar de idosos (OAH) em Katmandu" e que desejo participar no estudo.

Assinatura :

Data :

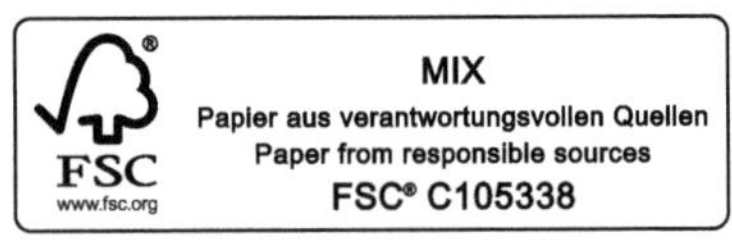

Printed by Books on Demand GmbH, Norderstedt / Germany